"中风120"之求生密码

赵 静 刘仁玉◎主编

 复旦大學出版社

主编

赵　静　　　　　　复旦大学附属闵行医院
刘仁玉　　　　　　美国宾夕法尼亚大学

副主编

许予明　　　　　　郑州大学第一附属医院
许东升　　　　　　上海中医药大学
何　俐　　　　　　四川大学华西医院

编委（按姓氏笔划排序）

马青峰　　　　　　首都医科大学宣武医院
王　柠　　　　　　福建医科大学附属第一医院
王自然　　　　　　临沂市人民医院
牛小媛　　　　　　山西医科大学第一医院
方　琪　　　　　　苏州大学附属第一医院
冯周琴　　　　　　河南省人民医院
吉莉安·克鲁奇　　英国伦敦圣乔治医院
朱润秀　　　　　　内蒙古自治区人民医院
任力杰　　　　　　深圳市第二人民医院
刘仁玉　　　　　　美国宾夕法尼亚大学
安东尼·格·德鲁　英国伦敦大学国王学院
许予明　　　　　　郑州大学第一附属医院
许东升　　　　　　上海中医药大学
孙　军　　　　　　温州市中心医院
李　斗　　　　　　北京急救中心

李国忠	哈尔滨医科大学附属第一医院
何 俐	四川大学华西医院
汪 凯	安徽医科大学第一附属医院
张 和	美国洛马林达大学
阿米娅·维鲁杜拉	美国宾夕法尼亚大学
陈会生	北部战区总医院
陈国华	武汉市第一医院
郑昆文	云南省第一人民医院
赵 静	复旦大学附属闵行医院
胡治平	中南大学湘雅二医院
耿德勤	徐州医科大学附属医院
黄立安	暨南大学附属第一医院
霍晓川	首都医科大学附属北京天坛医院
檀国军	河北医科大学第二医院

参编者（按姓氏笔划排序）

王正阳	方又昕	叶 立	叶石生
白 鹏	朱慧丽	刘 凯	刘 洋
池 枫	孙成成	苏旭东	李亚鹏
李晓秋	肖 泰	吴雪纯	张 阳
张 锐	张童童	陆伟伟	茅新蕾
林范珍	季 燕	郑 娅	赵 璐
赵广健	秦义人	顾春雅	高 远
高蓓瑶	郭小亮	郭章宝	蒋 正
韩 冰	蔡 斌	臧之敏	戴 璟

序

　　脑卒中(又称"中风")急性期的溶栓、取栓等适宜技术是实现减少百万新发残疾工程的关键之一,而要普及这些适宜技术,民众掌握相关的知识非常重要。这需要相关部门联合行动,广泛宣传,让这些知识家喻户晓、人人皆知。只有这样,减少百万新发残疾工程的目标才有可能实现。"中风120"将全国人民都熟知的医疗急救电话号码"120"作为一个可以方便记忆的中风快速识别工具,把数字变成行动,大道至简,好懂易记。它的普及能够使公众快速识别中风,立刻行动,快速就医救治,减少中风死亡率和致残率。

　　本书由国内外在中风领域有影响力的专家团队编写,用故事和问答的新颖方式,系统化地科普中风相关知识,有助于公众及时识别和抢救中风患者,并尽早预防中风,充满信心地战胜中风。可以预见,本书将为普及

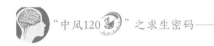

中风的科学防治理念做出贡献。

　　只有人人都行动起来，"健康中国"的目标才能实现。

中国工程院院士

国家卫生健康委员会脑卒中筛查与

防治工程委员会副主任

Preface

Over the recent years, I witnessed the outstanding efforts of Dr. Jing Zhao, Dr. Renyu Liu, and their team in promoting stroke awareness using novel educational tools with a huge impact in China and internationally. Congra-tulations on your new book to further improve stroke awareness. I wish you great success in launching this new initiative using an innovative book and your Stroke 120 tool for stroke awareness educational purposes. As the president of the World Stroke Organization, I support your effort and hope your campaign will save more lives and prevent more disability for these who may suffer from a stroke.

Marc Fisher, MD
President of the World Stroke Organization
Harvard University

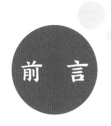

前　言

　　"中风120"自推出以来,已经整整5年,在中国卒中学会的大力支持下,"中风120"战士队伍不断壮大,超过2万多人,全国各地"中风120"特别行动组纷纷成立,达1500多家,在大家的无私努力下,拍摄"中风120"微电影2部,微视频6部,被翻译成25种方言,8种少数民族语言,1部手语。在央视以及各地电视台、医院、公共交通大屏幕电视上多次或循环播放,所制作的微电影在国内、国际多次获奖,包括纽约市国际电影节的最佳短片奖以及人道主义奖,无数患者因此而获益。

　　中风救治任重道远,为了让更多患者获得系统性的科学防治知识,耗时2年,聚集了众多国内外专家学者,合作推出了这本《中风120之求生密码》。本书创新性地采用剧场的方式,以真实发生的患者救治案例为蓝本,为公众答疑解惑,读者可跟随剧中人物一起经历跌宕起伏的病情变化及诊治过程,学习中风相关知识。本书中

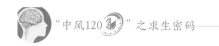

每一个场景都是许多家庭曾经发生，以及未来可能面对的情景。学会这些求生密码，有望减少或预防因为中风而导致的家庭悲剧。

值此本书推出，我们诚挚感谢辛勤付出的所有编者，感谢一路支持"中风120"发展和推广的每一位"中风120"战士，感谢中国卒中学会，感谢国家卫生健康委员会脑卒中防治工程委员会，感谢复旦大学附属闵行医院，感谢宾夕法尼亚大学（University of Pennsylvania）的宾大全球（Penn Global），以及其他许许多多默默支持以及传播"中风120"的人们。希望本书能够让更多的人掌握中风防治基本知识，协助救治更多中风患者。

赵　静　刘仁玉

2021 年 10 月

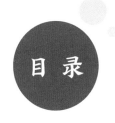

目 录

一、带你看清中风——沉默杀手的面目

二、你知道中风就在身边吗

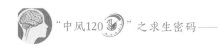

五、院内中风救治流程全揭秘

六、脑血管里不得不说的秘密

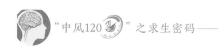
七、谨防中风复发之预后篇

八、中风如何预测

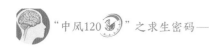

十三、海外专家谈中风

有一种疾病,每6秒就有1个人倒下,倒下后也许就此瘫痪在床,余生只有看天花板,可怕的是每6个人就有1个人发病,如此高的发病率,每个人以及周围的人,都有可能遭遇到。人生存在多种选择,但生命只有一次。生命多脆弱?没有经历过生死的我们或许很难想象。大海是典型的现代青年,事业蒸蒸日上,压力层层叠加,但对身体发出的危险信号不以为然,突如其来的中风差点毁了他的一切。幸运的是,他在死亡的边缘被拉了回来。在这场生与死的较量中,大海是如何重获新生的?似乎有人提前帮他开启了"求生密码"。

一 带你看清中风——沉默杀手的面目

大海今年 45 岁，是一家公司的高管，正是男人职场最春风得意的时候。为了早日荣升总经理，他常常为了一纸合同带领部下彻夜加班，通宵应酬。可毕竟已经不是 20 岁的小伙子，头晕目

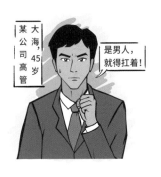

眩是家常便饭，这些年喝酒应酬，他已经有 3 年的高血压病史了，可同事们从不知道，也不见大海吃药。大海总是自己硬扛着，按他自己的话说——是男人，就得扛着！

今晚，大海跟往常一样，在家里的书房整理文件。晚饭过后，家里慢慢安静了下来，家里的灯一盏接一盏地熄灭，最后只剩下大海眼前书桌上的台灯。整理好文件，大海伸个懒腰，抬头看了看墙上一直发出声响的石英钟，果然，已经快凌晨一点了。

夫人丽丽拿着一杯热水走过来，递给大海："大海，不早了，该休息了，你好几天没好好睡觉了。"

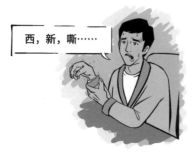

西，新，嘶……

大海伸手接过水杯，刚接到杯子，手却一滑，水杯"啪"地一声掉落在地，刺耳的声音划破了房间的平静。他整个人瘫坐在椅子上了，想说话却说不太清楚："西，新，嘶……"

丽丽在一旁吓坏了："大海，你怎么了？是不是太累了？"

杯子破碎的声音惊动了大海的妈妈，她听到声音赶紧跑来，"怎么了这是？哎呀，大海，你怎么嘴巴也歪了？这，这感觉像是中风啊！"

1. 什么是中风？中风是如何形成的 （李国忠）

中风，医学上称为卒中，目前已经成为我国居民死亡的主要原因之一，超过心脏病及肺癌等常见致死性疾病。如果把脑组织比作田地，脑血管比作灌溉田地的河流沟渠，一方面，当沟渠堵了，就有相应的田地干旱，秧苗缺水死亡，脑血管出现堵塞这种情况就是缺血性卒中即脑梗死，大概占所有卒中的80％；另一方面，如果沟渠因为压力大破溃了，就会有相应的田地受淹，体现在脑血管时，就是出血性卒中，又叫脑出血或脑溢血，大概占卒中的20％。

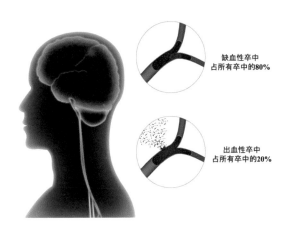

缺血性卒中
占所有卒中的80%

出血性卒中
占所有卒中的20%

脑卒中的分类

分类别	性质
缺血性卒中（中风）	血栓性
	栓塞性
	短暂性脑缺血发作
出血性卒中	脑出血
	蛛网膜下腔出血

　　缺血性卒中最常见的原因是动脉粥样硬化引起的，常见的危险因素包括高血压、糖尿病、高血脂、冠心病、吸烟饮酒、肥胖及卒中家族史等。这些危险因素长期作用于脑血管导致血管硬化，最后导致血管狭窄或闭塞，脑组织出现血液循环障碍，急性发作就会出现脑梗死。第二大常见原因为心源性脑栓塞。如果心脏因为各种原因，如心房颤动（简称房颤）、心力衰竭（简称心衰）、心脏

瓣膜病等,使心脏里面形成了血栓,这些血栓脱落就会随着血流流往全身各处,最常见的就是堵塞脑血管,形成梗死灶。此外,一些其他少见原因,如血液系统的病变、血管本身的病变等也可以导致脑梗死的发生。

2. 发生中风时,有哪些临床表现呢 （胡治平　蒋　正）

如果突然出现以下任何一种症状,有可能是中风了,如下图所示。

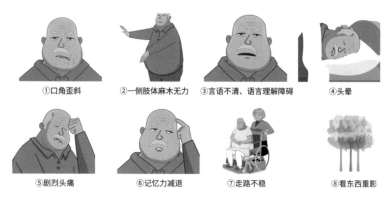

①口角歪斜　②一侧肢体麻木无力　③言语不清、语言理解障碍　④头晕

⑤剧烈头痛　⑥记忆力减退　⑦走路不稳　⑧看东西重影

提问:突然感到半侧身体没力气、麻木,是中风吗?

回答:是的。半身不遂、偏瘫是中风最典型的症状,如果突然出现一侧肢体麻木乏力,是中风的最强预警信号,不管是短暂性的,还是持续性的,患者本人及家属均应迅速考虑到中风的可能,并立刻送医院就诊,以免延误病情。

提问:突然说话不清楚了,大舌头了,是中风吗?

回答:中风早期临床症状多种多样,除常见的一侧肢体麻木无力外,也可以出现说话不清,大舌头,不能理解他人言语等,当出现以上这些症状时,即使没有其他异常表现,也要引起重视,尤其要注意本身年龄较大,患有高血压、高血糖、高血脂等基础疾病的人群,应当警惕中风的可能。

提问:突然头晕、天旋地转,是中风吗?

回答:眩晕的类型大致分为两大类。第一类为头晕,昏沉感,轻度站立不稳,无明显旋转感、恶心、呕吐等,多由高血压、脑供血不足、心功能不全等引起。第二类为眩晕,可以出现明显天旋地转感、恶心、呕吐等自主神经症状等,其中良性位置性眩晕也称耳石症,最为多见。这种眩晕有三大特点:短(持续时间短,数十秒至 1 分钟不等),复发(反复发作,起床、躺卧、翻身、头部迅速运动时易诱发),自限(多数可自行痊愈)。

脑干、小脑的中风可以出现眩晕的症状,患者如果有脑血管病危险因素,如高血压、糖尿病及冠心病等,应该及时就医。

提问:突然看东西不清楚,重影,是中风吗?

回答:老年人突然觉得看不清楚东西,似乎有两个影子在眼前飘来飘去,而且感觉头比较重,千万不能单纯以为是年纪大了有些老花眼。如果突然眼动脉栓塞、脑干梗死也会出现看物不清或出现重影,一定要及时去医院救治。

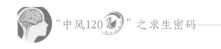

提问:突然反应迟钝,记忆力减退,是中风吗?

回答:人的脑袋就是一个总司令部,有各种各样的部门,指挥人的各种言语行动。所以如果我们发现周围平时很灵活的人,突然出现了反应迟钝、记忆力减退、丢三落四,完全像变了一个人,那他很有可能是中风了,一定要马上送到医院进一步检查治疗。

提问:突然行走不稳了,是中风吗?

回答:大脑功能复杂,左右大脑控制身体不同的功能,尤其是小脑,主管身体的平衡功能,如果小脑中风就可能会突然出现走路不稳。

3. 中风表现多样,患者或家属怎样简便快速地识别中风呢 　　　　　　　　　（赵　静　刘仁玉）

虽然中风的症状很复杂,但是有一个最简单的识别方法,国外在 2003 年创造出用"FAST"这个意思为"快速"简单而且容易记住的英语单词,来代表中风的常见症状和时间的紧迫(Face -脸/嘴歪了,Arm -手举不起了,Speech -话说不清了,Time -时间),便于快速识别中风和即刻就医,脸-手-语言 3 个症状可以涵盖前循环中风 88.9% 的症状。这个宣传教育在美国各大公共场所已经十分普遍,在电梯和食堂里都可以看到,其效果非常显著。美国的死亡原因排名显示,中风的排名从 2010

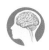

年第三下降到 2015 年的第五。由于其显著的有效性,这种宣教模式已经迅速推广到 28 个国家和地区。

然而,这项宣教是基于英文单词发展而来,中国只有大概 0.8％人是懂得一些英文的;因此"FAST"在中国遭遇了水土不服。基于这个现状,复旦大学赵静教授和美国宾夕法尼亚大学刘仁玉教授合作提出了"中风 120"这样一个适合中国的中风迅速识别即刻行动的新策略,将全国人民都熟知的医疗急救电话号码"120"作为一个可以方便记忆的中风快速识别工具。"120"3 个数字转化为 3 个识别中风的方法:1 看 1 张脸是否不对称,2 查 2

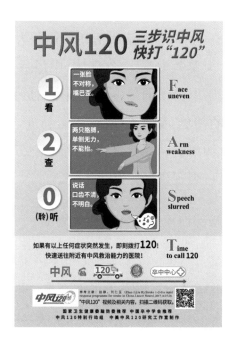

只手臂是否单侧无力,O(聆)听讲话是否清晰。如果出现任何一个问题就有可能是中风了,立刻拨打急救电话"120"。该策略于 2016 年 10 月 29 日发表在临床神经学领域排在第一位的国际顶级杂志《柳叶刀神经病学》(*Lancet Neurology*),现在国家卫健委和中国卒中学会在全社会广泛推广。

请扫描二维码,
观看视频

4. 大脑内部构造与对应的功能——真是神奇

(黄立安　朱慧丽)

我们的大脑虽然仅占体重的 2%,但是需要全身供血总量的 20%左右,即大脑所消耗的能量大约是其他器官的 10 倍。大脑控制着整个身体,中风后出现什么症状,取决于脑组织受损的部位。左脑和右脑大致对称,分别负责不同的功能,除了控制肢体运动外,还有几个重要的功能区,如视觉、听觉、语言、思维、记忆等。因此,不同部位的中风,表现出的症状也不同。

5. 一图了解脑部血流是如何供应大脑的

(黄立安　朱慧丽)

脑组织由 4 条大动脉组成的两套系统供血。脑部血液供应量 80%～90%来自颈内动脉系统,10%～20%来自椎-基底动脉系统。两个系统之间还有个应急通路——大脑动脉环(Willis 环),是由多条血管手牵手组成的环状结构,在应急状态下可以互相代偿。但是,也不能有恃无恐,还是要重视中风预防,控制好血压、血脂、血糖等中风的危险因素,保护我们的血管。

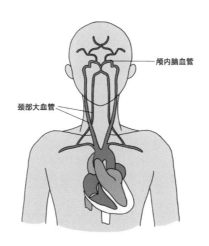

6. 为什么说缺血性卒中(脑梗死)的危害最大　(冯周琴)

中风,又称为脑卒中,分为缺血性卒中和出血性卒中,在我国,缺血性卒中(脑梗死)发病率约为80%,远远高于出血性卒中(脑出血)。如果发病后未经过良好的康复,或大面积脑梗死后未及时治疗,可导致残疾或长期卧床,使患者自身的生活质量和自信变得较低、较差,给社会及家庭造成很大的经济负担。所以说,缺血性卒中

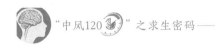

的危害最大。

7. 什么是脑出血 （冯周琴 肖 泰）

脑出血又称为出血性脑卒中,是由于脑血管破裂、出血而引起的。流出的血液形成血肿样的血块,形成血肿的部分脑细胞出现异常,而且血肿压迫周围组织,危害会进一步加剧。脑出血根据不同的部位、出血量不同,病情轻重差别很大。如果出血位于脑干区,即使出血量不大,也可能危及生命。

8. 什么是蛛网膜下腔出血 （冯周琴）

蛛网膜下腔出血,是指各种原因出血,导致血液流入蛛网膜下腔的统称。临床上,可分自发性与外伤性两类,自发性又分为原发性与继发性两种。由各种原因引起软脑膜血管破裂,血液流入蛛网膜下腔者,称为原发性蛛网膜下腔出血;脑实质或脑室出血、外伤造成硬膜下或硬膜外出血破入蛛网膜下腔称为继发性蛛网膜下腔出血。一般所谓的蛛网膜下腔出血仅指原发性蛛网膜下腔出血,约占急性卒中的 10%。

75%~80% 的自发性蛛网膜下腔出血的原因是脑动脉瘤破裂,致死率极高。因此,45 岁以上的人如果经常有头痛,建议常规做脑血管检查,排查有无症状的动脉瘤。

二 你知道中风就在身边吗

"不可能呀,大海这么年轻,我们家又没有中风遗传病史!"闻声走过来的大海爸爸也乱了阵脚,还没来及穿好拖鞋,就急着走到书房里。丽丽心急如焚,突然想起可以打电话给一个医师朋友问问。顾不得已经凌晨,丽丽急忙拨通医师朋友的电话,许久,电话那头终于传出全家期待的声音:"喂,哪位?"

"是赵医师吗? 我是丽丽,我们家大海现在突然右半边身体不能动了,话都说不清楚了,连嘴巴都歪了! 这该怎么办啊?"

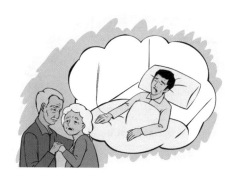

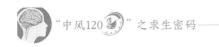

赵医师听闻,顿时觉都醒了一大半:"您家丈夫平时就熬夜吸烟,高血压这么久了,药也经常不按时吃,这八成是中风了,赶紧打'120'去医院!"

"什么? 中风? 真的是中风吗?"丽丽差点尖叫起来,大海爸妈听到这个消息,也都惊呆了,眼前浮现的全是大海躺在病床上,半身不遂,不能自理的样子。大海妈妈顿时站不住了。

1. 哪些人较容易发生中风 （耿德勤）

如以下图示。

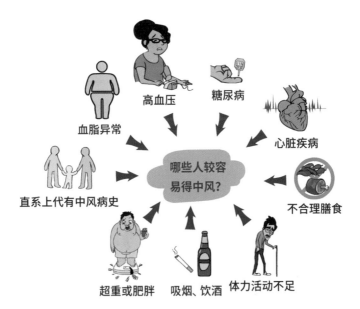

其他: 高同型半胱氨酸血症、大气污染、偏头痛、妊娠和产褥、毒品、肿瘤等

2. 比"油腻中年"更可怕的"卒中青年"

（朱润秀 韩 冰）

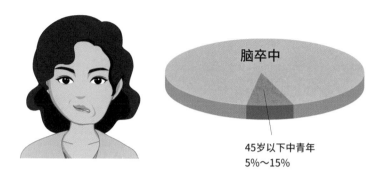

45岁以下中青年
5％～15％

　　青年卒中是指 18～45 岁的卒中，占所有卒中的 5％～15％。

　　卒中的传统高危因素，如高血压、糖尿病、高脂血症、吸烟、肥胖、酗酒、高钠饮食、高同型半胱氨酸血症等，依然是青年卒中的主要致病因素。对高危因素进行有效监控，可有效预防青年卒中的发生。其次，心源性卒中的病死率和复发率都很高，占青年卒中病因的 1/3，最常见的病因为心房纤颤而引起的脑栓塞。另外一些少见病因，如感染性心内膜炎、卵圆孔未闭、动脉夹层、口服避孕药及毒品等因素在青年卒中患者中也不容忽视。

三 学会自我急救，远离中风瘫痪

大海含含糊糊地说："没事，我太累了，睡会就会好。"看见大海还能说话，爸爸也觉得，年轻力壮的，累了就休息会，估计一会就会缓过来的。赵医师听了，急忙喊道："1分钟都不能等，得赶紧送医院！"

丽丽握着电话，对大海爸爸说："爸，医师说不能等，必须马上送医院！赶紧打电话叫救护车吧！"

大海妈妈看着儿子能说话了，本来欣喜的心情又被医师的话打落到谷底，转念一想："老伴儿，我们听医师的！医师比我们专业！"

1. 医师眼中价值连城的香饽饽——缺血半暗带（冯周琴）

在缺血性卒中发生后，虽然在缺血的核心部位，脑细胞缺血严重，已经无法存活，不可救药，但在核心梗死灶的周围还存在一个缺血半暗带，也就是说这一部分的脑组织，由于缺少能量的供应，仅能维持自身形态的完

勘 误

本书第 17 页"缺血半暗带"图片现更换为如下：

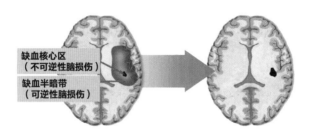

整和基本生存状态，但处在血供不足的状态，却无法行使原有的正常功能。如果把堵塞的血管开通，血流恢复，这一部分缺血的脑组织就可以逆转成为正常的脑组织，可以最大限度地恢复正常功能，减轻残疾程度。缺血半暗带存在时间不长，仅有几个小时。如果能够守住缺血半暗带，就可以守住半个生命。因此，对于中风患者来说，缺血半暗带可以说是"价值连城"！

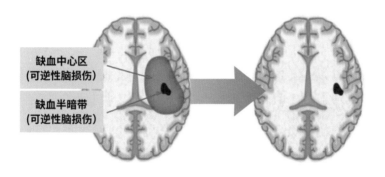

2. 为什么中风急救如"救火" （赵 静 刘 洋）

"你看到家里失火了，会等等看会不会火灭了再叫消防吗？"，当然不会！我们人类大脑是一个很神奇的器官，对血液供应要求非常高，一旦血供中断 5 分钟，脑细胞会发生不可逆转的损害，每延误治疗 1 分钟，脑部就有 190 万个神经细胞死亡。所以人们常说时间就是

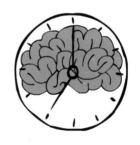

时间就是大脑

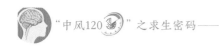
大脑,中风急救如"救火"。一旦出现中风的症状,决不能抱有侥幸心理认为"休息一下,一会就好的",要马上拨打"120"送往医院,一分一秒都不能耽搁。

3.决战"黄金3小时"——中风救治的时间窗

(赵　静　方又昕)

　　20世纪80年代,中风患者没有太多有效的治疗方法。直到1995年,人们研究发现,使用一种溶解血栓的药物,可使患者的症状得到改善,但是这个药物具有很强的时效性,要求在发病后的3～4.5小时内应用,才能确保疗效,所以中风的救治就是一场与疾病对抗、与时间赛跑的战役,赢得了时间就赢得了胜利。然而,一项关于中国37个城市62所医院的研究中发现,患者从发病到医院的时间为15小时(中位数),有些人以为自己累了休息一会就好了,或者有些老年人在家中等待儿女回来后再去就医,眼睁睁地看着错过中风救治的黄金时间。

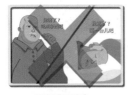

判断错误

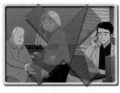

慢慢等待

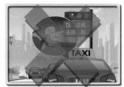

不用救护车

4. 为什么说"中风 120"为中风患者创造时间窗

（冯周琴）

我们人类脑组织对缺血的耐受性很差，由于狭窄的溶栓时间窗，能否从发病后 3～4.5 小时内进行溶栓治疗是成功的关键。如何让患者了解中风早期警示症状，并且能迅速就医，成为破解难题的关键。"中风 120"将

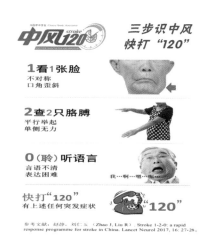

全国人民都熟知的医疗急救电话号码"120"作为一个可以方便记忆的中风快速识别工具，把数字变成行动！大道至简，好懂易记。它的普及能够使公众快速识别中风，在有效的时间内将患者送到有条件的医院，有效缩短院前延误，及时进行溶栓（或血管内取栓），让血流再通，使缺血半暗带组织转化为正常脑组织，患者得到成功救治。因此，可以说，"中风 120"为中风患者"创造"了时间窗。

四 发现中风，如何到医院就诊

大海爸爸拿过丽丽的电话："好的，好的，赵医师，我们立马开车去省城最大的医院！"

这种紧急状况，赵医师也不是第一次应对，此刻她已经完全没有凌晨突醒的困倦，对大海爸爸说："不要舍近求远，不要自己开车，立刻拨打'120'，抓紧送附近有救治能力的医院。"

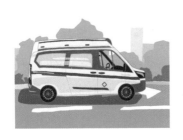

在一阵嘈杂声中，丽丽问："赵医师，这附近也有医院，要是时间紧迫，我们送到那家医院可以吗？"

"那家医院有中风救治中心吗？"

这话问得丽丽一愣："这个我不太清楚啊。"

"打'120'！救护车会安排附近有救治能力的医院，

救护车上的医护人员也会施救，别慌！"

大海妈妈赶紧拿起电话拨通"120"："喂，是'120'吗？我儿子，我儿子好像中风了，你们赶紧过来！啊？地址？我家在……"

1. 发现可能是中风，为何须立刻拨打"120"？自己开车去医院不是更方便吗 　　　　　（任力杰　池　枫）

第一，"120"知道附近哪家医院具备中风的救治能力，急救人员会在最短时间内将疑似中风患者转运至最近的卒中中心或可以开展静脉溶栓和（或）血管内治疗的医院。

第二，"120"可以优先通行，并可以启动交警支援系统。

第三，"120"系统会和救治医院提前对接，信息先到，医院内部提前做好应急准备。

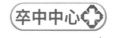

2. 如何正确拨打"120"急救电话 　　　　　（李　斗）

如下图所示。

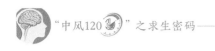

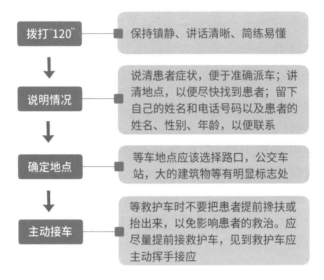

拨打"120"	保持镇静、讲话清晰、简练易懂
说明情况	说清患者症状，便于准确派车；讲清地点，以便尽快找到患者；留下自己的姓名和电话号码以及患者的姓名、性别、年龄，以便联系
确定地点	等车地点应该选择路口，公交车站，大的建筑物等有明显标志处
主动接车	等救护车时不要把患者提前搀扶或抬出来，以免影响患者的救治。应尽量提前接救护车，见到救护车应主动挥手接应

3. 神秘的"120"接到电话后会做些什么　　（李　斗）

如下图所示。

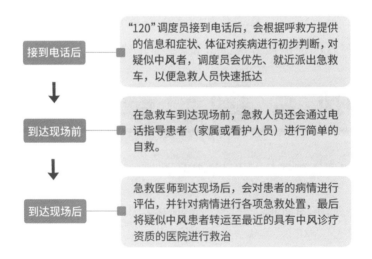

接到电话后	"120"调度员接到电话后，会根据呼救方提供的信息和症状、体征对疾病进行初步判断，对疑似中风者，调度员会优先、就近派出急救车，以便急救人员快速抵达
到达现场前	在急救车到达现场前，急救人员还会通过电话指导患者（家属或看护人员）进行简单的自救
到达现场后	急救医师到达现场后，会对患者的病情进行评估，并针对病情进行各项急救处置，最后将疑似中风患者转运至最近的具有中风诊疗资质的医院进行救治

4. "120"急救人员转运途中会做些什么

（任力杰　叶石生）

如下图所示。

1. 迅速获取病史，确定发病时间

2. 进行心电图、血糖及生命体征监测

3. 根据病情变化随时进行现场抢救，保证患者生命体征的稳定性

4. 急救车上建立静脉通路，采取血样，完成相关实验室检查

5. 与救治医院进行信息链接，保障到院后的绿色通道畅通

5. 中风了，可别送错医院！了解你所在城市的卒中急救 地图

（任力杰）

认识中风，就近送医很重要，在最短时间内到达有资质的医院进行抢救也是至关重要！

为了帮助患者能够精准地选择医院，各地的卫生主管部门确定一批具备中风救治能力的医院救治，标记在城市地图里，形成一张精准救治网。所以，这张卒中急救

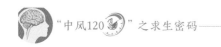
地图又被称为"救命地图"。深圳市率先推出,已经被全国多家省市复制。

如果你不知道所在城市哪家医院具备中风救治能力,可以上网搜索一下当地的卒中急救地图来获取离你家最近的卒中救治医院。

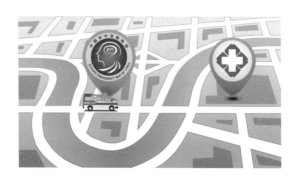

6."120"急救车到达之前,自我急救三要、三不要

(赵　静　吴雪纯)

如下表所示。

急救车到达前,自我急救的三要、三不要

三要	三不要
平躺侧卧,防止呛咳,避免误吸	不要随便吃降压药,因为有可能导致血压过低
有条件量血压、测血糖,初步监测生命体征	不要随便吃阿司匹林等抗血小板药,因为不知道中风的类型
稳定情绪,有序做好就医准备,如准备医保卡及既往病例资料	不要随便吃东西,防止呛咳或呕吐

五 院内中风救治流程全揭秘

"滴——嘟——滴——嘟""120"救护车风驰电掣般开进了医院绿色通道,到了医院。接诊的医务人员早已等在门口。大海被抬下车后直接进入了CT室进行检查,并抽血送化验。这时大海的右半边身体已经毫无知觉,也失去了语言能力。

一群医师和护士不停地进进出出,检查和询问病情,丽丽都懵了。10分钟后,医师和丽丽说,根据病情和初步检查结果目前考虑是急性缺血性卒中,左侧大脑中动脉堵塞,需要紧急进行溶栓治疗,而且越早越好,但是溶栓有一定的出血风险。这下把丽丽吓哭了。

医师同时告诉丽丽,大海是脑内大血管堵塞,血栓较大,静脉溶栓不一定能起效果,如果不行,还要进一步去做介入取栓手术。大海爸妈在一旁几乎瘫软了,丽丽强忍着,泪水在眼眶里打转。溶栓药推进去后,大海的状况似乎没有什么恢复。看来,真的要做取栓手术了……大海妈妈紧张地问:"真的要在脑子里动刀吗?没别的办

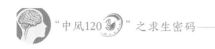

法了吗?"

医师说:"介入取栓不是在脑子里动刀,是通过精密的导管把脑子里的血栓取出来。虽然是手术,会有些复杂,但这也是最有效的方法。"医师同时把取栓过程的动画给丽丽看了,丽丽有点明白了。

"爸,妈,我们不能犹豫了,做手术吧!"

1. 到院后,家属需要配合医师做什么　　　　（马青峰）

如下图所示。

★	如为自行到院就诊,一定要去急诊就诊。急诊预检台有卒中优先标识,应明确告知分诊护士病情,进入卒中绿色通道
★	在等待医师接诊时,切勿随意搬动、拍打或摇晃患者,切忌给患者喂水或服用任何药物
★	应有熟悉患者病情,并且可以替患者做医疗决策的直系亲属陪同患者;如不能满足以上条件,应第一时间与上述家属取得联系
★	家属应保持冷静,清晰准确地向接诊医师提供以下信息:精确的发病时间或见到患者最后正常的时间,主要临床症状、既往病史及用药情况、近期外伤及手术史、药物过敏史
★	卒中的救治争分夺秒,患者的预后与开始静脉溶栓的时间紧密相关,家属应充分配合,与医师进行良好的沟通,为抢救争取时间,切忌向非专业人员征求治疗意见而延误治疗

2. 缺血性卒中最有效的治疗——神奇的"血栓溶解剂"

（冯周琴）

　　缺血性卒中是由血栓堵塞了脑血管,导致其所供的脑组织缺血、缺氧及坏死,从而导致神经功能障碍。如果有一种药物能将血栓溶解,使血管再通,缺血的脑组织得到重新灌注,那么神经功能就会恢复。确实有这样的药物。这种神奇的"血栓溶解剂"就是重组组织型纤溶酶原激活剂（recombinant tissue plasmmogen activator, rt – PA）和国产尿激酶。

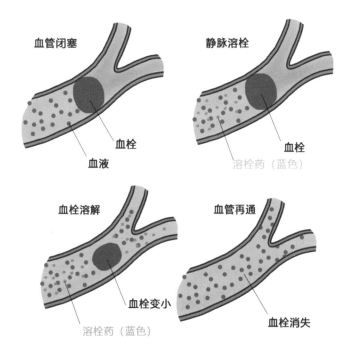

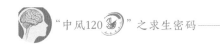

目前,全球公认的用于缺血性卒中的标准治疗是在3～4.5小时内静脉注射阿替普酶溶解血栓纤维蛋白,从而使血管再通,挽救尚未坏死的缺血半暗带。越早使用,获益越大,超过4.5小时,效果不好且出血风险非常大。如没有条件使用阿替普酶,且发病时间在6小时内,也可考虑静脉给予国产尿激酶进行溶栓治疗。现在随着影像学技术的发展,即使发病时间不明和超过时间窗的患者,也可通过组织窗评估是否还有可能进行静脉溶栓治疗,使得部分患者获益。

3. 静脉溶栓有效吗? 安全吗　　　　（王自然　赵广健）

根据目前国内外研究统计:溶栓治疗的再通率为30％～40％,症状可得到改善。50％～60％溶栓后血管无再通,症状无明显改善。溶栓治疗可迅速恢复梗死区微循环,获得脑血管早期再灌注,使局部脑缺血造成的神经功能缺损症状和体征得以缓解。然而,溶栓治疗也存在颅内出血、再灌注损伤、再闭塞等并发症,其中颅内出血是溶栓治疗最严重的并发症,发生率约3％,其中1％可能危及生命。总体来说,脑梗死溶栓获益是风险的10倍,每溶栓100个患者,有32个患者获益,3个转归较差(2个恶化,1个严重致残或死亡)。虽然溶栓有一定的风险,但是与溶栓获益相比,获益仍然远远大于风险。溶

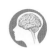

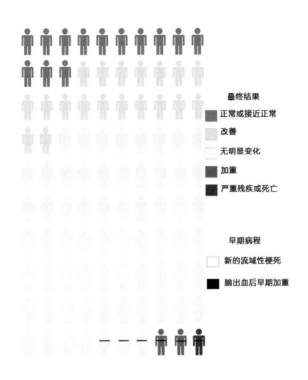

最终结果

正常或接近正常

改善

无明显变化

加重

严重残疾或死亡

早期病程

新的流域性梗死

脑出血后早期加重

栓越早,获益越大。

随着老百姓对脑卒中认识的提高,医院脑卒中救治流程的优化,静脉溶栓 DNT(患者到院至溶栓用药的时间)缩短,从目前临床实践来看溶栓再通率较以往已有明显提高,即使溶栓血管没有立即再通,但从 90 天以后各项临床指标来看,溶栓的效果也优于没有溶栓的患者。由于医师对脑卒中溶栓认识的提高,对溶栓病例的慎重筛选,溶栓出血并发症也有所降低。同时,对于大血管闭塞的脑卒中溶栓后桥接介入取栓极大地提高了再

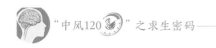

通率和临床预后。

4. 取栓技术为重症中风患者救治带来希望

（王自然　林范珍）

从剧情中我们可以看到，王大海送院前已基本处于昏迷状态，经过检查诊断为大血管堵塞，以前对于这种大血管闭塞的患者没有什么有效的方法。近年来，随着医学的发展与进步，血管内介入治疗使得大血管闭塞的再通率得到提高。动脉取栓术是一个介入微创术，通过使用微导丝、微导管、取栓支架等器械从大腿根部的股动脉伸入脑血管，将血栓直接从被堵塞的血管中取出的治疗方法。血管内机械取栓包括支架取栓和直接抽吸取栓，是近年急性缺血性卒中大动脉闭塞治疗最重要的进展，且创伤小、不良反应少、治疗安全性较好，可以挽救大部分大血管堵塞的中风患者的生命。但是取栓也是有时间限制的。2018 年，发表的《中国急性缺血性脑卒中早期血管内介入诊疗指南》指出：前循环闭塞发病时间在 6 小时以内，推荐血管内介入治疗；6～24 小时内，经过严格的影像学评估可以考虑行血管内治疗。后循环大血管闭塞可以依据患者年龄、身体状况、血栓部位与脑血管代偿等情况延长至发病后 24 小时，经介入医师评估后可给予机械取栓，可使闭塞血管复通，恢复脑细胞功能。因此,时间就是生命,尽早发现、及时就诊、尽快开通血管,让"昏迷"患者能实现生活自理,获得良好预后。

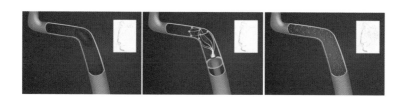

5.静脉溶栓和动脉取栓,如何选择　　　　(方　琪)

目前,脑梗死急性期有效治疗方案主要包括阿替普酶静脉溶栓和机械取栓,那么这两个方案如何选择呢?

静脉溶栓是急性缺血性卒中最重要的治疗方法之一,但是对于大血管闭塞的患者,静脉溶栓治疗的再通率比较低,只有 5.9%～44.2%,对于血栓＞8 毫米的几乎无效。

如果小动脉堵塞,发病 4.5 小时内,静脉溶栓。

如果大动脉闭塞,发病 4.5 小时内,静脉溶栓桥接机械取栓;发病 4.5～6 小时直接机械取栓;发病 6～24 小时,根据影像学组织窗评估酌情机械取栓。时间依然最重要,越早,效果越好。

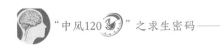

6. 如果是脑出血，该如何治疗　　（方　琪　秦义人）

　　脑出血和脑梗死同属于脑血管病，两者的表现有许多相似之处，但由于其发病机制不同，两者在治疗上存在很大差异。脑梗死的治疗原则包括超早期溶栓治疗、抗血小板治疗、抗凝治疗、血管内治疗、细胞保护治疗和整体化治疗。

　　脑出血的治疗分为内科保守治疗及外科手术治疗。

　　内科保守治疗：患者如出血量不多，神经功能缺损不重或者患者一般情况较差，不能耐受手术治疗的患者可选择内科保守治疗。内科保守治疗的基本原则在于：脱水降颅压，减轻脑水肿；调整血压；防止再出血；减轻血肿造成的继发性损害，促进神经功能恢复；防治并发症。

　　外科手术治疗：严重脑出血危及患者生命时内科保守治疗通常无效，外科手术治疗有可能挽救生命。主要手术方法包括：去骨瓣减压术、小骨窗开颅血肿清除术、钻孔血肿抽吸术和脑室穿刺引流术等。具体的手术方式选择需要综合患者的一般情况、出血部位和出血量等。一般认为外科手术治疗应在早期进行（发病后 6～24 小时进行）。

　　通常下列情况需要考虑手术治疗：

1）基底核区中等量以上出血（壳核出血≥30毫升，丘脑出血≥15毫升）。

2）小脑出血≥10毫升或直径≥3厘米，或合并明显脑积水。

3）重症脑室出血（脑室铸型）。

4）合并脑血管畸形及动脉瘤等血管病变。

六 脑血管里不得不说的秘密

　　大海被推进了手术室，一家人在脑血管造影（DSA）手术室门口坐立不安地等着。墙上的钟，一秒一秒地走，大海的爸爸在来回踱步，老伴儿和丽丽在一旁的椅子上相互靠着。大海平时抽烟，喝酒，熬夜，不吃药那一幕幕都在不断回放。要是能早点提醒他按时吃药，要是能让他戒烟、戒酒，要是能分担他的重担不让他熬夜，要是……

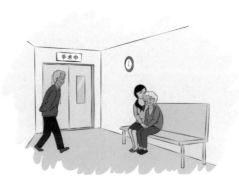

　　哪有那么多如果，要是啊……

　　1个小时过去了，手术室终于开门了。大海被推出手术室。"大海,怎么样了？能听见我说话吗？现在能说话吗?"丽丽急忙迎上病床前,焦急地问这问那。大海右手微微抬起,轻轻拍了拍丽丽,示意都还好,有恢复可能。

"你手能动了？那你腿能动吗?"大海挪了挪右脚,丽丽喜极而泣:"妈,妈,快看,大海手脚能动了!"一家人赶忙上前,都备受鼓舞,这是好转了!

第二天早上医师查房,大海已经可以在病房里慢慢挪步了。经历这一次生死劫难,大海心有余悸,感慨生命脆弱无常,以后一定要好好爱惜自己的身体。可是医师告诉大海,他的左侧颈动脉中重度狭窄,很容易复发中风,控制不好还要放支架,心里很是纠结。那日后放着支架,会不会有什么后遗症?

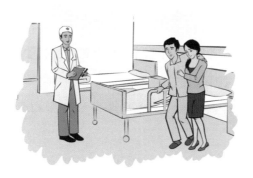

1.脑血管狭窄有什么风险　　　　（檀国军　苏旭东）

脑血管狭窄主要指脑动脉狭窄,可以引起脑供血不

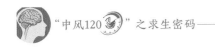

足、短暂性脑缺血发作及脑梗死等,轻者可以引起头晕、头昏及一过性肢体瘫痪等,重者可以引起"半身不遂",甚至昏迷危及生命。我们体检经常做的颈部血管超声和经颅多普勒超声(TCD)可以发现大部分尚无症状的脑血管狭窄。对于已经有脑缺血症状或者已经罹患脑梗死的患者就需要进一步进行完善磁共振血管成像(MRA)或者CT血管成像(CTA)来明确病变的准确部位、狭窄程度、狭窄性质等情况,从而指导进一步治疗。对于部分脑血管存在中重度狭窄的患者还需要进行脑血管造影检查,以辅助判定是否需要进一步手术治疗及手术方式的选择。

2. 哪些脑血管狭窄要做治疗   (檀国军 臧之敏)

如果发现脑血管狭窄,大家不用惊慌。脑组织血流量大,血管之间有许多相互帮忙的通道,可以说"一方血管狭窄,八方血流支援"。对于大多数脑血管狭窄,只需要动态监测其发展变化,规律口服药物控制即可。

对于部分中重度脑血管狭窄者,需要手术治疗。

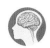

不同情况下脑血管狭窄的手术指征

狭窄血管部位	颅内动脉粥样硬化性狭窄	颅外动脉粥样硬化性狭窄	
		颈动脉狭窄	椎动脉狭窄
有症状患者的支架指征	狭窄≥70%	狭窄≥50%	(1)一侧椎动脉狭窄≥50%,伴有对侧椎动脉狭窄闭塞或发育不良 (2)两侧椎动脉狭窄均≥50%时
没有症状患者的支架指征	不建议支架治疗	狭窄≥70%	不建议支架治疗
手术时机	在急性缺血性卒中2周后行血管内治疗	在急性缺血性卒中2周内行血管内治疗	药物准备后早期治疗

3. 颈动脉内膜剥脱术和颈动脉支架成形术哪种手术方式更安全

(霍晓川　王正阳)

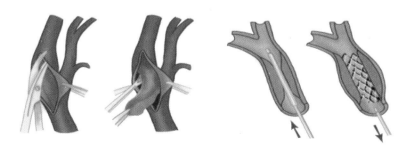

颈动脉内膜剥脱术(carotid endarterectomy,CEA),

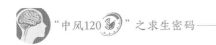

顾名思义,就是把颈动脉内膜斑块切掉,是一种外科手术方式,是在病变一侧颈部直接行切口,暴露颈动脉分叉部,阻断两端后切开斑块部位,将斑块及内膜剥脱切除后,缝合血管。

颈动脉支架成形术(carotid ortery stenting,CAS)是在患者的股动脉做一个穿刺小孔,将保护装置透过导管送至颈部动脉,再置放支架,即可将已呈现硬化、狭窄的颈动脉部位撑开。其特点为微创性、手术成效高且施行简易。两种手术方法都可以治疗脑血管狭窄,本质上并没有好坏的区别,选择哪种手术方法主要根据不同的血管病变情况,患者的整体情况综合考虑,因人而定,所谓最适合的就是最好的。

两种手术方法的比较

指标	颈动脉内膜剥脱术	颈动脉支架成形术
定义	在病变一侧颈部直接行切口,暴露颈动脉分叉部,阻断两端后切开斑块部位,将斑块及内膜剥脱切除后,缝合血管	从大腿部股动脉穿刺,通过导管导丝,将支架送到狭窄的血管部位,将狭窄、损伤或者堵塞的血管撑开
手术特点	外科手术直视下操作,直接可以看到斑块的形态并将之切除,伤口大	微创手术通过X线及导丝,导管间接操作,伤口小

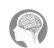

续　表

指标	颈动脉内膜剥脱术	颈动脉支架成形术
绝对适应证	有症状性颈动脉狭窄患者无创影像学检查证实颈动脉狭窄度≥70%或血管造影发现狭窄超过50%	
麻醉方法	多数需全麻	多数可局麻
年龄	70岁以上更适合	70岁以下更适合
血管解剖形态	颈动脉分叉较高时，开放手术暴露困难，创伤大	血管过于弯曲、扭转明显时，支架到位困难
费用	不需要植入支架，价格较为便宜	导管、球囊、支架、保护伞等的应用，费用相对较高
术前术后抗血小板治疗	需单联抗血小板治疗	需双联抗血小板治疗
合并心脏疾病患者	风险高	更适合
术后外周神经	易损伤	不损伤
颈动脉狭窄较重	更适合	风险高
术后严重并发症	无差异	
术后再狭窄风险	无差异	
术后长期生活质量	无差异	

综上所述,两种方法的安全性和有效性大致相同,但是斑块有严重钙化或者血管非常迂曲,以及不能耐受两种抗血小板药物同时服用的患者,优先选择颈动脉内膜剥脱术。而病变位置较高,或者有严重冠心病,以及多发脑血管狭窄的患者,可以优先选择支架治疗。多数患者的手术风险无明显差异,建议在经验丰富、团队齐全的中心,选择技术熟练的医师实施操作。

4. 查出脑子里面有个动脉瘤,是定时炸弹吗? 需要解除吗

(霍晓川 王正阳)

脑动脉瘤有"脑内定时炸弹"之称。动脉瘤的发病率为 $0.2\%\sim7\%$,一旦破裂,死亡率为 $27\%\sim44\%$。90% 的颅内动脉瘤患者没有任何症状,少部分患者由于动脉瘤体积较大,压迫邻近神经,可引起视力下降,眼睑下垂及眼球活动异常等症状。$80\%\sim90\%$ 的患者是因为动脉瘤破裂出血才被发现。其中重体力劳动、咳嗽、用力大便、奔跑、酒后、情绪激动、忧虑及性生活等可以诱发颅内动脉瘤的破裂出血。颅内动脉瘤的患者可通过头颅磁共振血管成像,CT 血管造影,脑血管造影检查发现。

对于偶然发现的无症状、单发、直径<3 毫米、形态规则、既往没有家族史的动脉瘤,建议保守观察、定期随

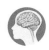

访复查影像,可能是更安全的选择。如果动脉瘤直径>3
毫米,形态不规则,或随访过程中发现动脉瘤进行性增
大,以及有脑动脉瘤家族史的患者,可考虑行外科手术
治疗。目前,神经介入微创治疗创伤小、预后佳,是未破
裂动脉瘤的首选治疗方案。

此外,所有患者都需要戒烟,控制高血压,因为吸烟和
高血压都会增加动脉瘤破裂风险,对接受保守治疗的未破
裂的颅内动脉瘤(unruptured intracranial aneurysms,
UIA)患者,应定期进行影像学检查和随访。

5. 查出夹层动脉瘤,需要治疗吗　　　(霍晓川　王正阳)

颅内夹层动脉瘤(intracranial dissecting aneurysm,
IDA)是指颅内动脉的内膜和中膜之间,或中膜和外膜之
间出现了破口,动脉血在动脉压力作用下,经破口进入
两层膜之间,并撕裂形成腔隙,称为动脉夹层。夹层在动
脉血冲击下,容易向外膨隆形成动脉瘤,从而形成夹层
动脉瘤。

颅内夹层动脉瘤是引起中青年卒中的重要原因之
一。对于无任何相关症状,且形态规则、体积较小的未破
裂颅内夹层动脉瘤,建议保守治疗,并需常规在3、6个月
复查头颅 MRI + MRA;若病情及复查影像学结果稳定,
则每年复查 MRI + MRA;若有新发的高度怀疑与夹层

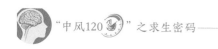

有关的临床症状，则需要及时就诊。

6. 脑动静脉畸形是先天的吗？需要怎样治疗

（霍晓川　王正阳）

脑动静脉畸形（arteriovenous malformation，AVM)是由毛细血管网发育不良引起的先天性血管异常，是指脑动脉和脑静脉之间缺乏毛细血管，致使动脉与静脉直接相通，形成动静脉之间的"短路"。

脑动静脉畸形发病后主要表现是反复的颅内出血、长期头痛，部分性或全身性抽搐发作，短暂脑缺血发作，或因长期局部脑供血不足而形成偏瘫、失语等神经功能缺损。脑动静脉畸形患者最大的风险就是发生脑出血，其颅内出血发生率为30%～80%。目前，脑动静脉畸形主要的治疗方法包括内科保守治疗、显微外科手术切除、血管内介入栓塞及立体定向放射治疗。

体检发现的无症状动静脉畸形，鉴于其自然破裂风险较低，需要根据畸形手术难度及风险决定是否积极治疗。如果患者较为年轻，并且畸形内有动脉瘤、动静脉瘘或存在静脉引流不通畅等危险因素时，在手术风险较低情况下可以考虑手术治疗。若是手术难度较大、患者年龄较高、没有高危因素的情况下，建议密切观察。

7. 海绵状血管瘤，需要治疗吗 （霍晓川　王正阳）

颅内海绵状血管畸形(cerebral cavernous malformations, CCM)，是指由众多薄壁血管组成的海绵状异常血管团。这些畸形血管紧密相贴，血管间没有或极少有脑实质组织，因此被称为海绵状血管瘤。尽管被称作瘤，但其实质上是静脉畸形团。

对于体检发现的没有任何症状的颅内海绵状血管畸形，不必太惊慌，因为它是一种良性血管病变，虽有出血风险，但出血风险比较低，为每年 0.25% ～ 3.1%，且大多数预后良好。因此，对于无任何症状的患者，无论单发还是多发的颅内海绵状血管畸形，均建议行内科保守治疗，但须每隔 6 个月做 1 次 MRI 检查；若病变稳定 2 年后，改为隔 1 年做 1 次 MRI 检查。在保守治疗期间，若病灶增大或出现症状，应考虑手术治疗。

七 谨防中风复发之预后篇

几天过去了,大海几乎完全恢复了,一家人总算放心下来。赵医师这天上午来到医院看望大海,说:"不好意思,这几天在外地,才赶回来。先恭喜你,算是虚惊一场。不过,也要提醒你一下。我看过报告了,你的左侧颈动脉中重度狭窄,很容易复发,但目前可以先吃药观察看看,如果能控制最好了,不过别掉以轻心,要定期复查啊!"

主治医师在出院时特意找到大海和他的家人,又重复了一遍病情注意事项:别抽烟,别喝酒,别熬夜,记得

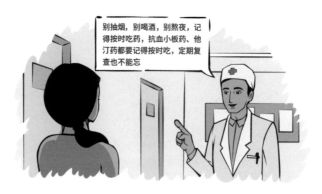

按时吃药,抗血小板药、他汀药都要记得按时吃,定期复查也不能忘。二次中风就算救回来,恐怕也不会像这次恢复得这么好,以后千万要小心呐!"

1. 中风容易复发吗?需要长期吃药吗(许予明 李亚鹏)

首发脑梗死患者 2 年内的复发率为 30%,而 5 年内复发率可达 40%。因此,需要长期服药降低复发。

脑梗死二级预防的药物治疗如下。

1)抗血小板治疗:对于动脉粥样硬化引起的中风需要长期服用抗血小板药,常用的药物有阿司匹林、氯吡格雷等。

2)抗凝治疗:房颤引起的中风口服华法林抗凝治疗能有效降低脑梗死发生风险。常用抗凝药物有华法林、达比加群酯及利伐沙班等。

3)他汀类药物治疗:对于动脉粥样硬化引起的中风,需要长期服用他汀类药物治疗降低复发。常用的药物有阿托伐他汀、瑞舒伐他汀等。

2. 中风后阿司匹林怎么吃?吃多久 (许予明 高 远)

阿司匹林是防治血栓性疾病使用时间最长、证据最充分的药物,它通过抑制血小板功能达到防治血栓形成的目的。单次服用阿司匹林足以抑制人体内现存血小板的活性,作用可以持续7~10天(即血小板的整个生命周期),而血小板再生周期要1周左右。因此,早晚服药疗效没有非常明显的差别。同时人体内每天有10%~15%的新生血小板,故需每天服用阿司匹林以保证新生血小板功能受到抑制。偶尔一次忘记服用阿司匹林,体内仅有15%的血小板具有活性,对于抗栓作用影响不大,尽量在下一次服药时间服用常规阿司匹林即可,也不需要在下一次服药加倍剂量(过量服用阿司匹林不良反应也会增加)。如果因为某种原因(手术、拔牙、不遵医嘱等)突然停药,会使心血管事件风险增加,应十分慎重,在医师指导下采取相应措施。

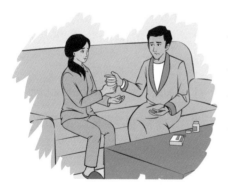

目前,专家们的共识是:长期服用阿司匹林的作用是持续性的,早晚服用没有多大区别,关键是坚持。因此,如果无用药禁忌证,阿司匹林什么时间段服用都可以,只要长期坚持服用就能获得持续的抗血小板聚集效果。

3. 阿司匹林和氯吡格雷都可以预防中风，如何选择

（许予明　季　燕）

阿司匹林和氯吡格雷是目前临床上最常使用的两种抗血小板药物，都是临床上可供选择的一线用药，疗效不分仲伯。在不良反应方面，阿司匹林常见的不良反应是胃肠道不适和消化道出血，出血风险与剂量相关；部分患者可能出现哮喘、荨麻疹等过敏反应。氯吡格雷的消化道不良反应相对较少，但发生皮疹和腹泻的概率稍高。对于部分复发风险较高的中风患者，可能需要阿司匹林联合氯吡格雷进行治疗。联用在效果增强的同时也使得其出血风险大大增加。因此，需要遵从临床医师的医嘱按时调整药物使用，切忌盲目加药或停药导致不必要的麻烦。抗血小板药物使用时应定期监测血常规、凝血功能，注意身体部位的出血如牙龈出血、皮肤出血点、瘀斑、血尿和柏油样黑便等。出现这些情况需及时就医。服药者还需关注药物的不良反应，出现不良反应需及时就医，病情变化或出现新病情，也需及时就医。

4. 中风后一定要吃他汀类药物吗　（许予明　张　锐）

脑血管动脉粥样硬化狭窄及闭塞是导致脑中风的

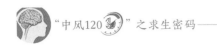

主要原因,它的形成与低密度脂蛋白(LDL－C)密切相关。他汀类药物是经证明能够有效遏制动脉硬化的降脂药物,有充分证据证明,服用他汀药物5年,可以使中风的复发率降低22%。脑梗死的患者需要长期服用他汀类药物,重点在于血脂达标,要求低密度脂蛋白＜1.8毫摩尔/升,或者较服药前水平减低50%。服药期间要定期监测肝、肾功能、肌酶谱及血脂。当出现肝肾功能、肌酶谱异常或者低密度脂蛋白水平不达标时,均需要及时到医院复诊进行药物调整。

5. 出院后需要复查吗？多久复查一次？查什么

(许予明　刘　凯)

如下表所示。

出院后为什么需要复查	
目的	了解你出院后药物服用情况及目前疾病危险因素的控制情况，根据你目前的状况对下一步用药及生活方式调整给予指导性意见
复查时间	一般按出院后1个月、3个月、6个月、1年、往后每半年1次的频率复诊，具体听从医师的建议
复查内容	(1) 一般测定：测量血压、心率、身高、体重等；血液学检查：肝肾功能、血脂、血常规、凝血、糖化血红蛋白、空腹血糖、血同型半胱氨酸等
	(2) 影像学：根据具体情况选择复查脑及脑血管的CT或MRI 或超声检查

6. 听人说每年输液 2 次通血管,可以预防中风吗

(许予明　赵　璐)

如下图所示。

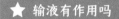

★ 输液有作用吗

脑中风的预防是建立在长期服用抗血栓药物及多种危险因素和健康生活方式的良好控制等基础上实现的,依赖单一的每年几天的静脉输液预防脑中风是很难有效的。没有证据显示,定期输液能够预防中风的复发

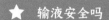

★ 输液安全吗

静脉输液治疗可能带来潜在的过敏、心、肝、肾损害和感染,严重的可能危及生命。同时,输液药物的短期使用对血栓形成的短暂抑制作用也可能在输液停止时带来反弹,不利于疾病预防

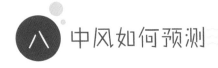

八 中风如何预测

1. 心脑血管病风险预测小工具，你敢测试吗

（孙　军　茅新蕾）

根据年龄、血压、总胆固醇、高密度脂蛋白、吸烟状况、糖尿病、腰围等因素构建的适用于中国人10年内发生动脉粥样硬化性心血管病（ASCVD）发病风险预测的危险度评估（China-PAR）模型，可以用于对个体未来10年动脉粥样硬化性心血管病发病风险进行很好的评估。

在线工具：10年内发生动脉粥样硬化性心血管病危险度评估 http://m. medsci. cn/scale/show. do? id ＝6349233927

另外，也可以用一个简单的自测法（见下图）。

2. 预防在前——45岁以上，每年做一次脑血管体检

（何　俐　张　阳）

45岁以上，特别是当合并高血压、糖尿病、超重等问

你是中风高危人群吗？
高危人群自测表，你的评分＝？

8项风险因素

（适用于40岁以上人群）

高血压	☐	≥140/90毫米汞柱
血脂情况	☐	血脂异常或不知道
糖尿病	☐	有
心房颤动	☐	心跳不规则
吸烟	☐	有
体重	☐	明显超重或肥胖
运动	☐	缺乏运动
卒中家族史	☐	有

评估结果	高危	☐	存在3项及以上上述风险因素
		☐	既往有脑卒中（中风）病史
		☐	既往有短暂脑缺血发作病史
	中危	☐	有高血压、糖尿病、心房颤动之一者

高危人群发生中风概率大大增加，
牢记"中风120"，关键时刻可救命！

题,应该每年都进行脑血管的相关体检项目。脑血管体检,是对可能导致脑血管病的各种潜在病因进行筛查,在目前的常规体检中被忽视。从心脏-主动脉弓-颈动脉-颅内动脉的这一套血管都要筛查。颈部血管超声可以初步筛查颅内颈动脉斑块和狭窄,磁共振血管成像或者CT血管成像来筛查颅内血管的病变如斑块的性质、

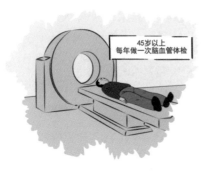

45岁以上
每年做一次脑血管体检

狭窄程度以及动脉瘤、血管畸形等情况，从而指导进一步治疗。对于部分风险严重的患者，还需要行脑血管造影检查以精准评估是否需要进一步手术治疗及手术方式的选择。

3. 查出了颈动脉斑块，我还敢运动吗？斑块会掉下来吗

（汪　凯）

因为颈动脉有一处分叉，此处承受血流冲击的力量很大，血管内皮受到损伤后，大量脂肪沉积在血管损伤处形成斑块，所以很多人到中年之后，都会在颈动脉分叉处出现斑块。但大多数人的颈动脉斑块进展得很慢，也很稳定，并不需要药物治疗，只要多注意改善健康的生活方式就可以。

颈动脉斑块是不会掉下来的。当然是可以参加运动的，但是如果斑块不断长大向血管腔内凸起，就会导致血管狭窄而影响血流，狭窄程度越重，堵塞的程度越严重；其次，斑块中沉积着大量的脂质化物质，如果斑块破了，这些物质暴露在血液中后，就会有大量血小板聚集在这些物质周围形成血栓，而血栓可以堵塞血管，也

可以脱落。因此,颈动脉斑
块堵塞血管的原因是斑块
本身过大及破裂后继发的
血栓所导致的,并不是大家
所想象的斑块掉下来引
起的。

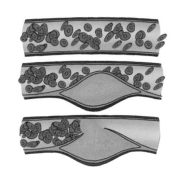

4. 哪些颈动脉斑块需要治疗？怎样治疗

（汪　凯　叶　立）

　　大多数颈动脉斑块都不必太在意。如果说本身没
有心脑血管疾病史、没有"三高"的人,检查出了存在较小
且比较稳定的颈部斑块,或者斑块导致动脉狭窄程度小
于50％的人,可以暂时不需要药物治疗,只需进行生活
方式的干预即可。若狭窄在50％以上,并出现了相应的
症状,或者狭窄超过了70％,不管有没有症状,不仅需要
服用他汀类药物,还需评估是否有手术干预的必要,并
且需要定期复查。

5. 中风风险筛查为什么要做心电图和超声心动图检查

（陈会生　李晓秋）

　　中风的病因多种多样,其中心源性卒中为心脏来源
的栓子脱落,栓塞相应脑动脉造成的缺血性卒中,约占

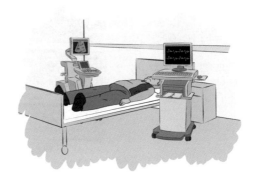

全部缺血性卒中的 20%，通常更加严重，具有更高的病死率。心源性卒中最常见的高危因素包括房颤、心肌梗死、人工机械瓣膜、扩张型心肌病及风湿性二尖瓣狭窄等，其中房颤相关的卒中占全部心源性卒中的 79% 以上。因此，中风的风险筛查中，心脏疾病的筛查必不可少。心电图及超声心动图检查可以筛查出绝大部分的心脏疾病，必要时可进行 24 小时动态心电图检查及经食管超声检查。

6. 每次做 CT 检查，报告里都有"腔隙性脑梗死"，是脑梗死吗 （冯周琴）

颅脑 CT 表现为点状或小椭圆形边界清楚的低密度影，周围没有水肿带及占位效应，影像学报告提示腔隙性脑梗死。随着对腔隙研究的不断深入，逐渐发现腔隙的病因不仅是缺血，还可能是脑部小出血、动脉炎、局部脑组织炎症、变性、中毒及寄生虫等，但缺血这一病因占了绝大多数。因此，现在把梗死所致的腔隙称为腔隙性梗死，而其他原因所致的腔隙称为腔隙病变。因此，CT影像报告提示腔隙性脑梗死不等同于真正意义的脑梗死，若没有突发的与病灶相对应的临床症状，这些影像学表现统称为无症状性脑血管病。如果有突发的临床症状，则诊断为腔隙性脑梗死。

九 哪些危险因素会引发中风

　　全家人第一次知道,死亡离自己如此的近,年纪轻轻的也会中风,抢救不及时,都有可能白发人送黑发人。以前去医院也不过是普通的感冒发热,可这次的中风,与死神擦肩而过,让全家人都很惊慌,乃至于大海已经出院了,他们都还没有回过神来。

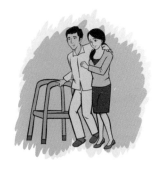

　　丽丽叮嘱大海:"大海啊,你这个高血压以后可要按时吃药。现在没有什么比你身体更重要,工作上的事情,能放就放一放,别再熬夜喝酒了,太伤身体了!"

　　"就是,我们这把老骨头,可经不起这样折腾,要保重自己的身体,大海!"大海爸爸语重心长地说。

　　大海终于说话了:"好啦,知道你们是关心我,我以后会注意的。不仅会注意,我还会监督你们。尤其是你,爸,你又有高血压,又有房颤的,好像医师说只吃阿司匹

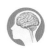

林是不行的。"

1. 这些饮食习惯会增加卒中发病,你中招了吗

(何 俐 张 阳)

1) 9.5%的心血管代谢疾病死亡与钠盐摄入过多相关,长期高盐饮食是导致卒中和心血管病等慢性疾病发生的重要风险因素。

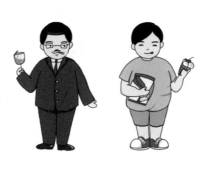

2) 8.4%的心血管代谢疾病死亡与加工肉制品摄入过多相关。加工肉制品是指经重组、发酵、风干和烟熏等方式处理的肉制品,以腊肉、酸肉、香肠和火腿等为代表,因口味独特一直深受大众喜爱。

3) 7.4%的心脑血管代谢疾病死亡与含糖饮料相关。含糖饮料包括碳酸饮料、果汁饮料、含乳饮料、功能饮料和茶类饮料等。此类食品含有很高的热量和食品添加剂,而营养素含量普遍较低。

2. 缺乏运动也会致死,中风可能是"懒"出来的吗

(何 俐 张 阳)

规律的日常运动可以降低中风的风险。对于健康

成人每周应至少有 3～4 次、每次至少持续 40 分钟中等或以上强度的有氧运动（如快走、慢跑、骑自行车或其他有氧运动等）。对于日常工作以静坐为主的人群，每坐 1 小时应该进行短时（2～3 分钟）的身体活动。

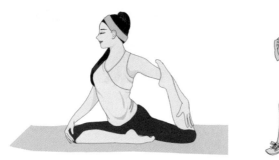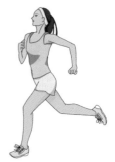

3. 吸烟增加了中风病死率？看后再也不想吸烟

（郑昆文　张童童）

第一种情况，香烟被点燃后会产生很多有毒物质，其中一氧化碳会引起动脉内反应过强性内皮细胞中的肌球蛋白的收缩，让血管壁变得更为通透，这样就会导致大量的脂蛋白在血管壁上聚集，诱发动脉粥样硬化。

第二种情况，香烟中的尼古丁会增加人体内肾上腺素及去甲肾上腺素的分泌，出现血管痉挛的现象，或者加速血管收缩，血流阻力变大，就会对血管壁造成伤害，出现动脉粥样硬化及血管狭窄，进而引发脑血栓，发展成为中风。而吸烟数量越多,吸烟时间越长,发生脑血栓以及中风的概率就越大。

如果你不想面临自己的晚年比正常人高达2倍的中风患病威胁,那就一定要开始戒烟。

4. 过量饮酒与中风有什么关系　　(郑昆文　戴　璟)

国内外研究表明,轻度饮酒与缺血性卒中风险降低有关,但对出血性卒中没有作用。重度饮酒则与所有类型中风风险上升有关。饮酒无疑对人们危害甚大。此外,经常饮酒还会增加其他风险:①长期过量饮酒可以引起记忆力减退,智力下降。②酒精进入肝细胞形成脂肪肝或肝硬化。③长期过量饮酒可造成营养缺乏症。因酒后可导致小肠对维生素的吸收率下降。④大量饮酒与高血压之间有明显的相关性,可导致高血压的发生。

5. 打呼噜也容易引起中风吗　　　　(牛小媛)

打鼾,俗称"打呼噜",在男性中更常见。睡觉打鼾的患者多是伴有呼吸睡眠暂停综合征。由于睡眠时缺氧和睡眠质量下降,造成患者明显的晨起头痛、白天嗜睡、性格急躁、工作效率下降、睡眠后不能解乏等症状,缺氧还会影响患者的血压和心率,这些因素造成脑血管病的患病风险增高。研究发现,有打鼾史者出现脑梗死的发

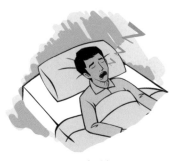

打呼噜

病率比无习惯性打鼾者高3～10倍。同样脑梗死患者中患睡眠暂停综合征的发病率可高达60％～90％。

中风患者合并睡眠呼吸暂停综合征时，需要进行综合治疗。

中风太可怕，怎么预防

经过几天科普知识的学习，一家人再次围坐在沙发前，一边喝茶，一边聊收获。尤其是丽丽，本来以为自己中风可能性不高，既不像爸有房颤，又不像大海有高血压，可后来才知道，她自己不爱运动，还胖，有高血脂，一样是有中风的可能性，这该怎么预防呢？

1. 高血压降到多少可以预防中风　　　（何　俐　张　阳）

首先需要明确的是，并不是血压降得越低，中风风险越低。

如果是普通的高血压患者，血压降至 140/90 毫米汞柱以下就可以，如果你是伴有糖尿病或者蛋白尿肾病的高血压患者应进一步降压到 130/80 毫米汞柱，如果你已经超过 80 岁，血压降至 150/90 毫米汞柱以下就可以了。

2. 中风的"甜蜜杀手"——糖尿病该怎样管理才能预防中风　　　（何　俐　张　阳）

糖尿病是中风的独立风险因素，首先患者应改进生

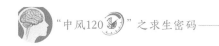

活方式,控制饮食,加强身体活动,必要时口服降糖药物或者采用胰岛素治疗。对于预防中风来说,糖尿病患者血糖控制目标应达到糖化血红蛋白<7.0%。

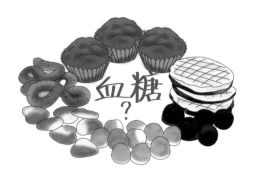

3. 医师说我是高同型半胱氨酸血症,我会发生中风吗

(何　俐　张　阳)

有研究表明,同型半胱氨酸水平每升高 5 微摩尔/升,中风的风险增加 59%。如果你是高同型半胱氨酸血症,且既往有心血管病或糖尿病史的患者,采用叶酸联合维生素 B_6、维生素 B_{12} 治疗,可能有助于降低中风风险。

4. 血脂高,要降到多少预防中风　　(何　俐　张　阳)

拿到血脂报告单,首先看低密度脂蛋白这个指标,因为低密度脂蛋白增高是动脉粥样硬化发生、发展的主要风险因素,也是临床上治疗高血脂的首要干预靶点。

如果你已经有动脉粥样硬化性心血管疾病，包括：冠心病、缺血性心肌病、外周动脉粥样硬化病等，那么你就是中风的极高危人群，需要将低密度脂蛋白降低到 1.8 毫摩尔/升以下。

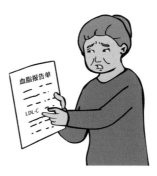

如果你没有心脑血管相关疾病，那么医师会根据你的胆固醇水平及其他风险因素的严重程度和多少进行风险评估，将你按发生卒中的风险分为高危组、中危组和低危组。其中高危者的低密度脂蛋白水平应达到 <2.6 毫摩尔/升。中危和低危者低密度脂蛋白应 <3.4 毫摩尔/升。

5. 心乱如麻的房颤，为什么说是中风的定时炸弹

（陈国华　郭章宝）

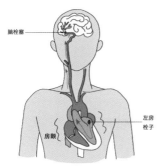

血栓随血流漂到任何一支脑血管，造成堵塞

心源性脑卒中占缺血性脑卒中的 20% 左右，房颤患者心房正常的机械收缩功能丧失了，心房（尤其在左心耳处）里的血液淤滞，容易形成血栓，而血栓一旦脱落，就会随着血液

请扫描二维码，
观看视频

循环到达全身。而最常见的,危害也最大的是血栓沿着脑动脉到达脑子里面,引起脑栓塞;还有一部分血栓,会沿着动脉到达全身其他器官,引起急腹症、肾动脉栓塞或下肢动脉栓塞等。除大家最熟悉的房颤外,还有急性冠状动脉综合征、瓣膜性心脏病、先天性心脏病、卵圆孔未闭、心内膜炎及心脏肿瘤等多种疾病都可能引起中风。

6. 房颤预防中风,医师说吃抗凝药比阿司匹林更有效,是这样的吗 （陈国华）

预防心腔内的血栓形成,抗血小板药物的作用是十分有限的,抗凝药物如华法林的使用最为有效。但是华法林个体差异较大,影响因素多,很容易出现抗凝不足及抗凝过度的情况,会引起血栓形成或出血。近年来,随着新型口服抗凝剂的问世,如利伐沙班、达比加群等,使得出血的风险较华法林大大下降,稳定性更好,也成为高出血风险患者的备选药物。

7. 长期吃华法林抗凝治疗时,需要注意什么 （王 柠 蔡 斌）

（1）华法林的服用方法

由于华法林个体差异较大，影响因素多，抗凝不达标或过量，会引起血栓形成或出血，甚至卒中或瓣膜失功等严重并发症发生。那么怎么合理服用呢？开始服用华法林期间，需每日检测国际标准化比值（INR），并根据检测结果调整用药剂量，待国际标准化比值维持在达标后（2.0～3.0），可逐步减少检测次数。华法林需要每天服用 1 次，饭前、饭后服用均可，最好下午或晚上固定同一时间服用，不可漏服；忘记服药之后 4 小时内请立即补上，超过 4 小时请勿补服，第二天继续正常用药。

（2）注意饮食

华法林的作用机制是通过拮抗维生素 K 来发挥抗凝作用。富含维生素 K 的蔬菜，如菠菜、芦笋、绿花椰菜和莴苣等都可能增强华法林的抗凝作用。大剂量的维生素 E 也可增强华法林的疗效。饮酒要节制，经常饮酒可加速华法林的代谢和缩短出血时间。因此，饮酒要节制，应保持饮食结构的平衡，不必特意禁食某种食物。

（3）注意与其他药物的相互作用

华法林效果易受其他药物干扰，常见的抗生素如甲硝唑、阿奇霉素、头孢哌酮及左氧氟沙星等都会干扰华法林代谢，增强其抗凝效果。而口服避孕药和苯妥英钠则可能降低其抗凝效果。

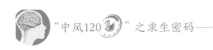
8. 新型口服抗凝药，效果可靠吗 （王 柠）

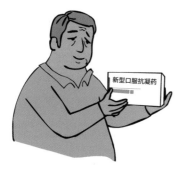

到目前为止，全球范围内共有4种批准上市的新型口服抗凝药（NOAC）——达比加群酯、利伐沙班、阿哌沙班和依度沙班。其中神经内科领域最为关注的是在房颤患者中应用新型口服抗凝药来预防卒中。

与华法林相比，新型口服抗凝药具有以下优势：①不用常规监测凝血指标。②抗凝效果更为可控，更安全。③与华法林相比，起效快、作用短。华法林在体内往往需要36~72小时才能起效，且代谢时间较长，在外科手术等需停止抗凝治疗时需提前数日停用，并在术前监测凝血功能以决定是否补充维生素K；而新型口服抗凝药起效时间普遍在数小时内，如肾功能正常者则可以在停药后较快清除。④与药物、食物相互作用小。虽然短期内新型口服抗凝药物尚无法完全取代传统的抗凝剂，但是毫无疑问，新型口服抗凝药的研发将为抗凝治疗带来新的思路和曙光。

9. 季节交替怎么预防中风发病 （何 俐 张 阳）

有部分研究发现，在冬季，缺血性卒中的发生率较高，夏季相对较低，这可能与室内外温度变化造成血压波动，寒冷导致血管收缩有关。季节交替时，应该注意以下几点。

注意事项
1 » 不要擅自停药、换药或者增减药量：规律检测血压、血脂和血糖情况，如果有变化要及时告诉医师
2 » 规律饮食：寒冷的冬天因为天气冷，总是不想运动，这可能会造成脂肪堆积。在冬天，更需要坚持运动，可以选择合适的室内运动，管住嘴、迈开腿
3 » 注意保暖：室内室外进出时，注意及时增减衣量，避免身体受到温度变化刺激
4 » 避免过量饮酒：饮酒本身对血管有损害，冬天更应该避免过量饮酒

十一 关于中风的疑惑

1. 我爷爷、父亲都是中风患者,中风会遗传吗

（朱润秀　白　鹏）

如果得了中风,会遗传给后代吗? 其实,中风不是遗传性疾病,但是也有一些遗传倾向。引起中风的风险因素众多,如高血压、糖尿病、高血脂和心脏病等均与遗传有一定关系。曾有人报道,父母、兄弟、姐妹、祖父母、外祖父母有中风的现象,其发病率是普通人的 4 倍,但这并不意味着中风患者的孩子也会中风。因此,中风患者的子女不必忧心忡忡。

2. 瘦成一道闪电,怎么也会中风　　（何　俐　张　阳）

肥胖与超重均为缺血性脑血管疾病的风险因素,但也绝不意味着瘦子不会得中风。因为瘦人也可能患高血压、糖尿病、动脉粥样硬化、血脂紊乱等疾病,这些都是引起中风的风险因素。

健康体重应该用体质指数（BMI）来衡量。体质指数的计算方法是：体重（单位千克）除以身高（单位米）的平方。目前认为：体质指数≥25.0千克/米^{2}属于超重，如果≥30.0千克/米^{2}就是肥胖。适当控制体重，不仅适用于预防心脑血

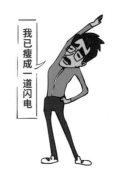

管病，同样适用于防止癌症、高血压和糖尿病。当然，这个"越瘦越好"要在体质指数的正常范围内。另外，如果经常锻炼，肌肉比较发达，允许体重稍重一些。

3. 吃素可以预防中风吗　　　　（何　俐　张　阳）

　　多数人认为，中风和肉吃得多有关，甚至"谈肉色变"，觉得肉吃得多容易血脂高，进而导致血管粥样硬化和脑梗死、脑出血等中风症状。那么，吃素真能预防心脑血管病吗？

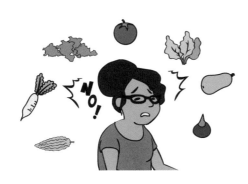

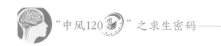

其实这是个误解。蛋白质是组成一切细胞的主要成分,是生命活动的物质基础。若长期单纯吃素,摄入蛋白质不足,既可使人体蛋白质、碳水化合物、脂肪比例紊乱,还可引起人体的负氮平衡(蛋白质入不敷出),造成人体消瘦、贫血、消化不良、精神不振、记忆力下降、性功能和免疫功能降低、内分泌代谢功能发生障碍,易感染疾病,使人早衰并易发生肿瘤。真正的健康饮食应该是平衡膳食,即——饭中有豆、菜中有叶、肉中有菇、汤中有藻。

4. 小中风是什么?也是中风吗 　　（朱润秀　郭小亮）

短暂性脑缺血发作(transient ischemic attack, TIA)是脑、脊髓或视网膜局灶性缺血所致、未发生急性脑梗死的短暂性神经功能障碍,由于大多数患者短暂性脑缺血发作症状不超过0.5～1小时,是卒中这组疾病中临床表现最轻的,故又称小中风。短暂性脑缺血发作症状患者在近期有很高的卒中发生风险,发病后第二天、第七天、第三十天和第九十天内的卒中复发风险分别为3.5％、5.2％、8.0％和9.2％,是完全性缺血性卒中的风险信号。根据国内外经验,对短暂性脑缺血发作症状患者进行早期干预和治疗,能够显著降低卒中复发风险,也是减轻卒中疾病负担的最佳方法。

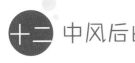 十二 中风后的康复应该怎么做

　　回想起当时丽丽手捧一束鲜花接大海出院，隔壁床的王阿姨满眼羡慕。

　　当时王阿姨说，到底是年轻啊，恢复真快，这几天工夫就恢复得七七八八了。王阿姨的老伴也是中风，和大海在一个病房，可就没大海这么幸运了，现在右侧肢体完全瘫痪，吃饭、喝水都困难。老两口日子看着很难熬，一个辛苦跟病魔做斗争，一个辛苦没日没夜照顾患者。

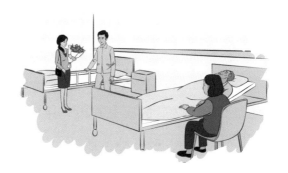

　　赵医师当时也在场，说："不是因为大海年轻，而是发病后立刻送医院，赢得了宝贵的抢救时机。你们发病后

在家又睡了一晚上,第二天才来的,早就过了急救的黄金时间。不过后期通过康复治疗,大爷的病还会有进一步恢复的可能。"

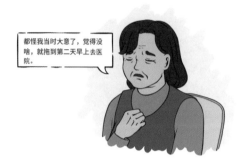

都怪我当时大意了,觉得没啥,就拖到第二天早上去医院。

可老伴儿这样躺在床上动也动不了,话也不能说,吃喝拉撒都要人照顾,这样的日子不知道还要过多久。王阿姨也很是自责:"都怪我当时大意了,觉得没啥,就拖到第二天早上去医院,没想到……唉……要是能像你们一样及时送医院,也不至于现在这个样子。现在只能听医师的,积极做康复治疗,希望以后能好些。"

1. 中风后康复的作用是什么　　　　（许东升　高蓓瑶）

世界卫生组织的数据证实,康复是降低致残率最有效的方法,也是脑卒中不可或缺的关键环节。大量国内外的研究证实了中风之后的康复疗效。康复的作用主要反映在以下两个方面:改善脑血流灌注,促进受损脑组织修复;改善运动功能;改善呛咳、误吸;促进平衡功能障碍的恢复,改善语言功能和日常生活交流能力,提高生活质量。

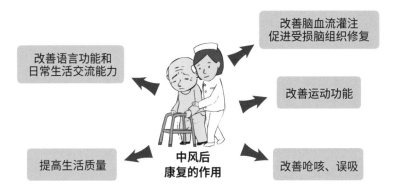

2. 什么是早期康复 　　　　（许东升　　高蓓瑶）

在我国,存在着"重治疗、轻康复"的观念,容易忽视早期康复,浪费了中风治疗的"黄金期"。随着国民经济的发展和健康意识的提高,中风的的 4 项核心思想组成部分开始建立:早期诊断、早期治疗、早期康复和早期预防再发。早期康复已经被写进了国外康复治疗的指南。多数科学家认为,神经可塑性有窗口期,超过慢性期之后,脑内与可塑性相关的蛋白表达水平下降,所以早期康复对于改善神经可塑性的意义重大。

卒中患者在生命体征平稳后就可以开始康复,早期采取功能位,医师应当鼓励患者从被动运动开始慢慢转为主动运动,充分发挥患者的主观能动性,更好地实现康复的目标。

3. 中风后遗留一侧肢体瘫痪，需要怎么正确康复

（许东升　郑　娅）

1）恢复早期阶段：由于患者的偏瘫肢体完全不能活动，因此可采用按摩、推拿、被动运动等方法锻炼，防止肌肉萎缩。

2）恢复中期阶段：偏瘫肢体逐渐可以活动，但仍没有足够力量来完成主动运动，所以此时的肢体锻炼除坚持第一阶段方法以外，还应坚持锻炼翻身、起坐、站立动作，双手扶住椅背或床架向前移动脚步，锻炼偏瘫侧下肢的肌力、关节运动。

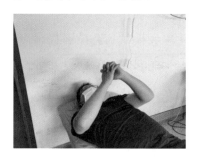
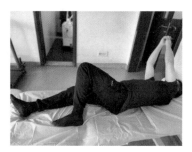

翻身练习（步骤一）　　　　　　翻身练习（步骤二）

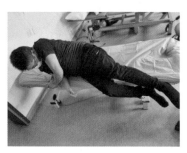

起坐练习

3）恢复后期阶段：由于患者已可以进行一些幅度较大的活动，因此，此阶段主要练习走路和手指精细动作，但需有家属保护，逐步增加活动量和距离。

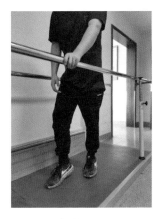

走路练习

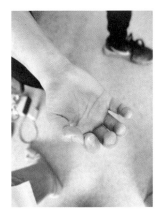

手指精细运动练习

4. 中风后说话不清楚，吞咽困难，喝水呛咳怎么办

（许东升　顾春雅）

"大叔是六色的…"乍一听一头雾水，其实他想表达的是：大树是绿色的。

中风后常常有患者出现说话不清，其实这是常见的并发症之一，据统计30%～40%的患者会发生构音障碍。

（1）中风后说话不清的练习方法

1）舌唇运动。

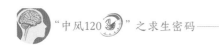

2) 减慢语速训练。

3) 推掌疗法:双手放于桌面做一个推掌的动作,同时发 a 的音。

4) 呼气练习:吹蜡烛、泡泡,吹口哨等。

(2) 吞咽困难,喝水呛咳怎么办

中风后患者的营养支持至关重要,在进食的过程中的注意事项:

1) 尽量采取坐位,躯干前倾 20°,头部稍向前屈。

2) 不能坐位,仰卧时抬高床头 30°。

3) 喝水尽量使用勺,少用吸管,防止发生误吸。

4) 在食物的选择上推荐:有一定硬度,黏度适当,稠的食物比稀的食物更安全。

5. 国际上有哪些先进的、见效更快的康复新技术

(许东升　孙成成)

随着卒中中心的开展,临床治疗的进步,中风病死率正在下降,幸存者人数增多,但仍然是成人残疾的主要因素。这些幸存者对康复提出了更高的需求。传统康复如运动疗法、作业疗法、针灸及推拿等,能改善部分患者的功能障碍,但随着脑科学研究的不断深入及对康复技术的不断探索,一大批新的治疗技术应用于临床。例如,经颅磁刺激、脑-机接口、人工智能机器人、虚拟现实

技术、镜像治疗技术等。经颅磁刺激主要改变刺激模式达到兴奋或抑制局部大脑皮质功能的作用。脑-机接口通过与外部设备建立直接连接通路,接受计算机或者脑传来的命令,或者发送信号到脑,实现神经修复。人工智能机器人通过感知肢体感觉和运动,并实时反馈,协助患者改善运动功能。虚拟现实通过计算机模拟虚拟环境而给人以环境沉浸感,训练患者各方面功能。镜像治疗在镜像神经元的基础上通过镜像视觉反馈改善患者运动学习功能。这些基于神经发育及神经环路重建的治疗新技术有望进一步提高患者的生活质量。

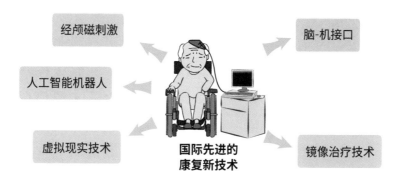

6. 如果没有条件去医院,居家康复有什么简单可行的方法

(许东升　陆伟伟)

当患者中风后,若选择居家康复,也还是需要每月定期去医院康复科就诊,获得下一阶段的康复训练计划;或者病

请扫描二维码,
观看视频

情有变化时,也需立即去医院的神经内科或康复科就诊。

通常居家康复需注意训练安全、有效可行、循序渐进、持之以恒。居家康复之前,需检查中风患者在家庭环境中是否安全,有无摔倒的可能性。比如,可在洗漱间里安装握杆和洗澡椅,预防摔倒。训练强度适宜,最大强度以略感气喘,第二天无疲劳不适感为宜。

（1）居家康复之肢体训练

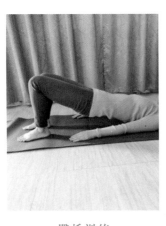

臀桥训练

1）臀桥训练。起始位:仰卧在软垫上,屈髋屈膝,双手置于身体两侧。动作细节:吐气时收紧腹部并缓慢抬起臀部,两侧髋部尽可能保持水平,体能较好者可末端停留3～5秒,随后慢慢回到起始位,全程保持正常呼吸。15次/组×3组,组间休息2分钟。

2）髋外展训练。起始位:侧卧在软垫上,健侧腿屈髋屈膝,患侧腿置于健侧腿上方。动作细节:吐气时患侧腿在伸膝状态下慢慢抬起,并停留3～5秒,随后慢慢回到起始位,全程保持正常呼吸。15次/组×3组,组间休息2分钟。

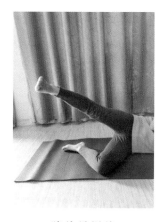

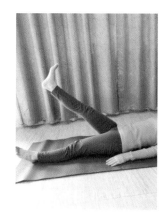

髋外展训练　　　　　　　　直腿抬高训练

3）直腿抬高训练。起始位：仰卧在软垫上，双手置于体侧，双腿放松，骨盆后倾，确保腰背部贴合软垫（可替换姿势：健侧腿屈膝，足部轻放软垫上，此动作是确保腰背部贴合软垫，腰段脊柱生理曲线消失）。动作细节：吐气时收紧腹部并缓慢抬起患侧下肢至 60°角，并停留 3～5 秒，随后慢慢回到起始位，全程保持正常呼吸。15 次/组×3 组，组间休息 2 分钟。

4）踝背屈训练。起始位：端坐在椅子上，双手置于体侧，双腿放松，双足置于软垫上。动作细节：缓慢抬起脚

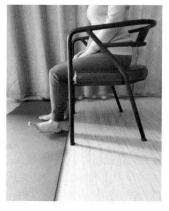

踝脊屈训练

背,如果无法完成这个动作,可集中注意力想象做此动作。全程保持正常呼吸。15 次/组×3 组,组间休息 2 分钟。

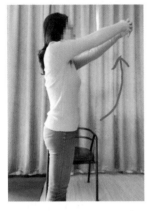

手臂前屈训练

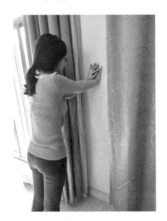

手臂推墙训练

5) 手臂前屈训练。起始位:站立位或者坐位,双肩下沉放松。动作细节:健侧手辅助患侧手,尽可能上抬手臂。升级版动作:健侧手辅助患侧手,完成左下至右上、右下至左上的螺旋动作,视线跟随手臂的运动。20 次/组×3 组,组间休息 2 分钟。

6) 手臂推墙训练。起始位:离墙一臂的距离,双脚与肩同宽站立或者双脚一前一后站立(替代姿势:坐位),双肩下沉放松,患侧手平放在墙上,健侧手可辅助固定。动作细节:腹部收紧,背部保持直线,保持肘关节伸直,向前全力推墙,能感觉到肩胛骨向前移动,再缓慢后收,使肩胛骨回到发力前的位置。升级版动作:在墙和手掌之间放置一个小型瑜伽球,身体前倾,背部保持直线,肘部慢慢弯曲,维持瑜伽球稳定,再缓慢回到肘部伸直的起始位。15 次/组×3 组,组间休息 2 分钟。

(2)居家康复之平衡训练

1)坐站训练。起始位:屈髋 90°角坐位,双手抱胸。动作细节:腹部收紧,躯干前倾,双下肢用力站起,站立后再缓慢坐下,全程双手抱胸,正常呼吸。体能较弱者,可借助手臂力量支撑站起。10 次/组×3 组,组间休息 2 分钟。

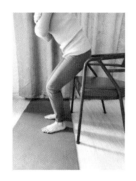

坐站训练

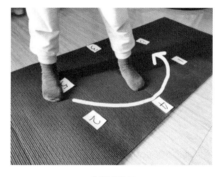

平衡训练

2)平衡训练。起始位:双足站在瑜伽垫中间,旁边可放置带椅背的椅子,手轻放在椅背上,以防训练时失去平衡跌倒。在双足前后左右各个方位放置标有数字的卡片,半径 5～40 厘米。动作细节:先健腿站立,患足去触碰各个方位的卡片;再尝试患腿站立,健足去触碰各个方位的卡片。训练时可有家属在旁监督,以防跌倒。

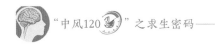

15～20分钟/次,每天2次。

居家康复训练时,应尽可能地在日常生活中使用患侧手,避免失用手的发生,如用患侧手固定餐具等。中风患者也可以学习单手洗漱、穿脱衣鞋的方法,减少对家人的依赖。

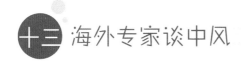

十三 海外专家谈中风

1. FAST 的起源和"中风 120"　　　　　　　（张　和）

故事应该从 1996 年开始，当时美国食品药物监督管理局（FDA）批准了对急性缺血性卒中患者在发病 3 小时之内使用阿替普酶（一种化解血栓的药物）溶栓，从此开始了溶栓治疗卒中的时代。必须指出，人们在 1996 年对阿替普酶治疗卒中的效果仍然有争议，其中一个最主要的问题是如何争分夺秒把患者送入可以使用阿替普酶的医院，否则多数医师被 3 小时的时间窗弄得束手无策。

1997 年，英国新城堡有位专攻卒中的神经内科医师加里·福特（Gary A. Ford），他与其他几位助手做了一个小小的发明：在借鉴前人研究的基础上，福特等推出一个卒中速诊方法，推动了人类卒中历史的进程。1997 年 5 月，福特 5 人制订了"脸-手-语言-检查（Face Arm Speech Test）"，简称"卒中速诊-FAST"来快速诊断卒中：Face -脸/嘴歪了，Arm -手举不起了，Speech -话说不清了。刚好4个字母组合成英语"快速（FAST）"，或卒中速诊一词。速诊包括了卒中早期出现的"面–手–语言"三大症状。福特等发明的卒中速诊方法，是专门为非医学殿堂正规培训的"辅助医务人员（paramedical staffs）"在救护车上迅速诊断卒中而制订的。请注意，辅助医务人员是指只经过短期急救训练，像救火队员一样，随救护车去一线的医务人员，专业程度远低于医师和护士。

在随后的15个月中，123个"卒中速诊"怀疑的卒中患者中有102例确诊急性卒中或短暂性脑缺血发作，准确率达85%。另外从救护车55例的时间记录均值来看，从发病到电话呼叫救护车用了33分钟，电话后救护车到达用了8分钟，救护车到医院用了22分钟。而由医师平时诊断后再推荐到急诊室的时间常在24小时之后。

2007年，英国发起了"国家卒中战略计划（National Stroke Strategy）"，推动卒中速诊–FAST的公共宣传战役花了1亿多英镑，唤醒公众认识到卒中是可治性急诊。为了加深印象，当时的广告使用了一个燃烧中的"脑"的画面。

卒中速诊–FAST，现在已经全球化，家喻户晓，在美国连商城里也有卒中速诊–FAST展示，不断提醒公众要快速反应。在唤醒民众之战中，中国刚刚起步，有待提高。美国宾夕法尼亚大学刘仁玉教授和中国复旦大学赵静教授合作提出适合中国国情的"中风120",将卒中速诊与医疗急救服务的电话号码"120"融为一体,好懂易记。赵静教授和刘仁玉教授从 2016 年开始推广"中风120",对中国公众教育做出了贡献。他们的积极努力对唤醒民众对卒中的认识具有重要意义。

2. 中风英雄夏洛特·索兰德 （刘仁玉 赵 静）

中国每年新增中风患者 300 万～400 万,其中,45 岁及以下中青年占 5％～15％。青年中风后导致患者部分或全部劳动能力和生活自理能力的丧失,给其家庭、社会带来沉重负担。为此,2019 年,中国

请扫描二维码,
观看视频

卒中学会"中风 120 特别行动组"举办第三届中风院前延误国际研讨会。希望寻找一位青年中风的患者,在公众面前讲述自己中风的经历,以唤醒全社会对青年中风的重视。

一个偶然的机会,我们看到了一部由美国好莱坞著名导演大卫·林奇拍摄的纪录片——《我美丽破碎的大脑》,他用镜头描绘了一位中风患者的全部经历。片中的女主角是年轻、美丽的夏洛特·索兰德女士,她同时也是这部纪录片的策划人和制片人。由于,家里人常常叫她洛杰,因此,片中她自称洛杰·索兰德。与大部分中风

患者不同,洛杰十分年轻,她只有34岁,整个纪录片讲述她从中风后不能讲话、视觉障碍、行走困难到最后奇迹般恢复的经历。这部充满温暖的影片曾获艾美奖提名,并获得了"Wellcome Trust""阿姆斯特丹IDFA"和"Ahvaz国际科学电影节"奖。

2011年,34岁的夏洛特·索兰德想成为一名优秀的导演和制片人,趁着自己年轻,努力工作,每天过着不规律的生活。一天晚上,她回到酒店,突然感到剧烈头痛,觉得整个世界像杯子破碎了一样。当时她没有多想,以为是自己累了,想着休息一下第二天会好一些。但事与愿违,第二天早上醒来,她发现自己肢体无力,居然连穿衣服都很困难。那时她仍没有意识到问题的严重性,也没有意识到这可能是中风。直到当天下午她倒在酒店里,有人打了急救电话将她送到医院抢救,脑CT检查显示颅内出血。幸运的是手术很成功,她度过了"鬼门关"。然而,术后她的世界变了样,由于大脑功能受损,她不会写字、阅读,语言也出现障碍,知识水平一下子回到了小学水平。她眼中的世界一半是清楚的,一半是模糊的。眼前还会时常看到闪烁的色彩,如电影特效一样。经过痛苦、漫长的康复,她终于可以相对正常的与人交流。在康复过程中,她意识到康复至关重要,特别是对于那些患有中风并在康复的人。她用手机记录下自己的康复过程,同时,讲述自己的心路历程,并把这些视频发给好莱坞大导演大卫·林奇,希望导演能够帮助她完成心愿,一起拍摄一个特别的纪录片记录中风这个凶险的疾病。大卫对她的提议非常感兴趣,同意和她一起制作这部纪录片。这部纪录片的名字《我美丽破碎的大脑》,也是洛杰自己取的名字。后来,这部纪录片获得众多项国际纪录片奖项。

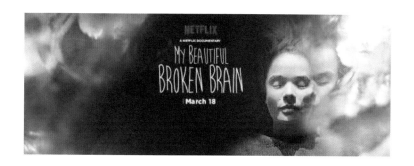

　　洛杰利用镜头诉说着自己的故事,重拾生活信心。中风后残缺的大脑并不可怕,改变也不可怕,重要的是面对一切的心态。她在片中说道:"我和以前不一样了,也许永远回不到从前,但是,我发现只要我足够专注,就可以适应新的大脑,这是一种新的生活方式,摒弃过去,微笑面对,重新开始。"

　　最近她还为英国卒中协会拍摄了一个新的中风教育视频。洛杰不仅自己为抗击中风而努力,她的家人也加入宣传中风的队伍中。她的哥哥简·索兰德通过参加卒中学会组织的健康跑活动,宣传卒中知识,同时还为卒中学会进行募捐。

我们被洛杰的勇气和无私奉献以及顽强的意志所感动,看完这部纪录片,我就想是不是能够联系到洛杰女士,邀请她到北京参加我们的中风院前延误的国际研讨会。帮助提高年轻人对中风的认识及中风之后康复训练的重要性。同时,我们应当学习她与中风作斗争的勇气和精神。我通过网络找到洛杰女士的联系方式,向她发去邀请,希望她能够来参加我们的国际研讨会。洛杰女士毫不犹豫地答应了我们的请求,她在回信中说:"我从未去过中国,但一直向往,我一定支持你们的活动。"洛杰女士的加入使我们的会议取得巨大成功,提高了我们活动的影响力。当日参加研讨会的在线人数超过 200 000 人。现场来自国内外 100 多名专家争相与洛杰女士讨论并合影。为了表彰洛杰女士在抗击中风过程中的勇气与精神,以及她不远万里来到中国参加这次国际研讨会。我们"中风 120 特别行动组"给洛杰女士颁发了"中风英雄奖"。洛杰女士在北京国际研讨会期间接受采访时说道:"我是洛杰·索兰德,是一名电影制作人,也是一名中风幸存者。我认为能够在早期识别中风的症状非常重要,因为这样你就可以减轻中风发生时由于治疗延误产生的一些真正破坏性的影响,我相信'中风

120'在中国所做的工作有助于患者早期发现这些症状，并得到及时的治疗。我认为它可以减少受中风影响的年轻人的数量。如果治疗延误超过仅仅几小时，中风就会以破坏性的方式攻击年轻人，感谢你们给我这个机会传播这一重要信息，照顾好你的大脑，因为没有它，你就活不下去。"

卒中是导致我国公民死亡的首要原因，青年中风人群占比逐渐增高，面对突如其来的疾病，如何让中风患者重新回归家庭和社会，发生在洛杰身上的事，也可能发生在你我身上。她的康复之路不算崎岖，但是找回自我的过程令人感动。年轻的洛杰给了我们答案，中风后的意外人生，并没有让她对生活丧失信心，破损的大脑重新绽放出美丽的花朵。致所有中风患者和照料者，也许疾病改变了你的生活，甚至你的命运，但当你想要放弃的时候，请给自己一点掌声，做自己的英雄。

3. 青年中风的公众教育

（阿米娅·维鲁杜拉　刘仁玉　赵　静）

中风仍然是全球领先的死亡原因；它可以攻击任何年龄段的患者。更重要的是，它攻击看似健康的年轻人的能力往往被忽视。即使在最发达的国家，由于对中风意识差，年轻患者的生命也非常脆弱。2018 年 2 月，林肯大学一名 20 岁的女学生在旅行中 7 次中风发作,陪同她旅行的人忽视她的脸部分瘫痪,一名医疗人员干脆把她的症状视为耳朵感染。她就诊的一位初级保健医师也从未怀疑她中风。直到在急诊室等了几个小时,影像学检查显示中风。然而,为时已晚,中风意识的缺乏阻碍了她获得紧急救治。

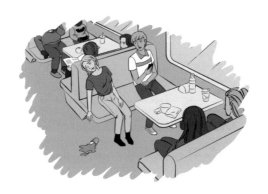

这名大学生的故事是悲惨的。2018 年 7 月,佛罗里达州的一名 30 岁妇女,因到达现场的救护人员未能识别出中风并予以所需的适当方案,患者最终被她母亲送到附近的医院。遗憾的是,她 5 天后去世了。2016 年,一位 33 岁的英国母亲在中风时晕倒,也发生了类似的事件。紧急赶到现场的 3 名护理人员未能识别中风,将她留在家里康复。10 个小时后,患者陷入昏迷,家属再次紧急呼叫救护车终于把患者送到了医院。这些病例发生在拥有先进的中风救治系统的发达国家,可想而知,在其他无法提供紧急救援的国家和地区情况可能更糟糕。这说明了一个残酷的现实：没有一个社会能幸免于缺乏中风意识和教育的情况。

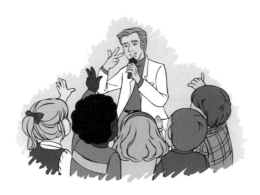

公共和医疗领域的教育对于预防年轻人类似的中风悲剧至关重要。如何快速识别仍然是快速接受中风治疗的第1个障碍，患者、旁观者和医疗专业人员在正确识别中风方面的延误对世界各地的社会都有着可怕的影响。旁观者是确定中风的关键，儿童和年轻人往往是青年中风事件的旁观者。因此，儿童中风教育方案应纳入教育系统。在纽约市哈莱姆居民区，研究人员创建了一个教育方案，教幼儿识别中风，这个名为"Hip-Hop"中风嘻哈课程至今仍在使用，并通过音乐和舞蹈的表现形式提高学生对中风症状的认识，以及学会紧急拨打"911"。

面向学生的中风教育计划，可能是解决中风院前延误的根本方法。

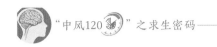

4. 英国卒中患者的护理和康复

（吉莉安·克鲁奇　安东尼·格·鲁德）

在高收入国家,大约85％的中风幸存者出院后返回家庭。社区护士在帮助这些患者及其家人应对中风后的影响以及降低中风复发风险方面发挥着至关重要的作用。在中风幸存者中,有21％的患者面临跌倒和失禁问题,15％的患者经受疼痛和近40％的患者有着情绪问题。近一半的患者有疲劳感,超过一半的患者在记忆方面存在问题。52％的患者无法返回工作岗位,2/3的患者无法恢复以前的休闲活动。近一半幸存者的人际关系受到了影响,经济问题也很普遍。此外,大约1/3的中风幸存者将长期面对以上这些问题。

中风患者需要多久才能够恢复?

人们常常认为中风后应该可在几周内恢复健康,这是最常见的误解之一。这种观念不仅是错误的,而且还会对患者的恢复信心造成打击,导致了很多中风患者失去长期坚持康复的信心。康复通过促进神经可的塑性来恢复健康,但是康复不仅仅是恢复损伤的功能,也是学会适应目前身体功能的过程。学会适应身体能力的变化,学会在每一个阶段可以做什么,而不是坐等功能恢复后再开始生活。

具体如何做呢?

(1) 运动

急性中风后,如果保持静止不动,会迅速失去心肺功能的适应性,甚至未受影响的一侧也会失去肌肉体积和力量。锻炼很无聊,患者常常因为进展缓慢,看不到努力锻炼的效果。因此,我们必须鼓励患者多活动以增加对目前身体功能的适应性。

(2) 感觉

中风后感觉丧失和肌肉失去力量一样常见,甚至对人体损害更大。保证手臂和腿的正确位置至关重要,使患者不至于因丧失肢体感觉而伤害到自己(如:感觉丧失的患者,他们可能不能感受到疼痛),因此,我们要鼓励他们不断地改变手臂和腿的位置,尝试去移动他们。

(3) 认知

社区护士需要帮助分析哪些是由复发中风新引起的认知障碍,哪些是既往已经存在的认知问题。中风导致的认知障碍可以在中风后的几周和几个月内恢复。但是,对于患者来说,他们仍然很恐惧,因此,社区服务和志愿部门的支持至关重要。

(4) 心理

在中风后的前几年里,高达一半的中风幸存者发生了严重的抑郁症,早期的风险最高。认知行为治疗是治

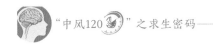

疗的支柱。社区护士在帮助患者和家人识别情绪障碍方面的作用至关重要。

（5）失禁

大小便失禁是中风患者常见的问题，但这并非是中风后难以解决的并发症。然而，如果仅仅只是通过尿垫来解决，这对于每一个患有尿失禁的人来说是一种令人尴尬和羞辱的经历。因此，明确造成尿失禁的原因最重要，做好技术评估是解决问题的第一步。

（6）疼痛

疼痛是中风后的另一个常见并发症，应该仔细评估疼痛的原因和治疗的可逆因素。必要时可使用镇痛药，如果疼痛是有规律和持续的，最好定期服用止痛药。而不是当疼痛难以忍受时才服用。

（7）吞咽困难

越来越多的中风幸存者存在吞咽困难问题，需要通过经皮胃造口术或鼻胃管肠内喂养。这些患者需要多学科协调管理，包括社区护士、营养师、言语治疗师和医师。有些患者甚至在中风后几个月才会恢复吞咽功能，因此，患者应该定期接受检查，以确保吞咽功能恢复时尽早可经口获得营养。

（8）性/人际关系

人际关系障碍常见于中风患者与配偶和亲属之间。

不能维持亲密的身体接触是造成此问题的主要原因,需要让患者放心,性活动并不危险,即使在严重的身体困难的情况下也可以实现。如可以考虑使用西地那非(伟哥)等药物来帮助克服勃起的功能障碍。

(9)疲劳

中风后的疲劳几乎是普遍的,可以持续几个月,要让患者认识到这是一个正常的过程,需要制订一个合适的心肺健康运动治疗计划进行恢复。此外,应确保患者有一个正常的睡眠模式,避免出现睡眠呼吸暂停综合征。

(10)照料者的健康

据广泛报道(目前没有确凿的证据),中风照料者的健康面临着很高的身体和心理学风险,社区保健服务的关键作用是查明是否和何时出现这些问题,并向照料者提供必要的帮助。

(11)预防中风复发

患者及其护理人员应了解为什么会发生中风以及如何尽可能地减少发生中风的风险。根据需要给予药物治疗和规律的生活方式(例如:健康饮食、减轻体重、戒烟和运动),这些往往最容易被忽视。社区护士在对患者和家庭的健康教育及帮助人们过上健康的生活方式和服药方面发挥着核心作用。

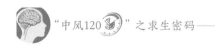

（12）服务安排

社区护士是确保这些患者不被忽视的关键专业人员，并持续给予他们中风后（达数年）所需要的建议、治疗和支持。

5. 海外旅行中风了怎么办 　　（刘仁玉　赵　静）

中风随时可能发生，海外旅行中一旦发生中风确实非常棘手。中风识别仍旧是最为重要的。2019年，好莱坞的一位著名大导演在旅行中发生较为轻微的中风，未引起重视，回到洛杉矶后才寻求急救治疗，但为时已晚，生命在51岁戛然而止。

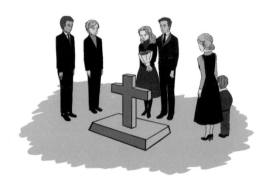

一旦怀疑中风一定要及时拨打急救电话。医疗急救电话"120"仅仅在中国适用，各个国家的医疗急救电话是不一样的。在旅行出发前，一定要搞清楚目的地的急救电话号码。这里教给大家一个重要信息，手机里面有两个重要的急救号码,一个是"911",另一个是"112"。这两个号码都是免费的。美国、加拿大等国家用的是"911"。近 100 多个国家都已经把急救号码改成了"112",即使在美国拨打"112"也会转接到"911"。因此,国际旅行时,"112"这个号码非常重要。在欧洲一些国家还提供翻译服务。现在大多手机都有全国定位系统。因此,即使你不会讲当地语言,拨打这个急救电话,急救人员也可以定位你所在的位置。因为这个号码的重要性,我们特别打造了"中风112",在世界范围内提高中风识别。下图就是中国台湾版的"中风112"。

中风1-1-2

1看1张脸
不对称
口角歪斜

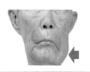

2查胳膊
平行举起
1侧无力

2片嘴唇
言语不清

我…啊…嗯…呃…

快打"112"
有上述任何
突发症状

112

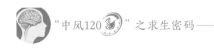

6. 飞行途中会发生中风吗 （刘仁玉）

在商业飞行中,中风占所有紧急医疗事件的 2%。早期的一份研究表明,每 163 420 次飞行中有 1 次中风,2016 年的一份研究报告表明,大约每 35 000 次飞行中有 1 次中风。这种发生率的增加,可能与老年人飞行增加有关,特别是长途国际飞行。飞行途中一旦发现不适,应尽快联系空乘人员。

7. 中风后我可以坐飞机吗 （刘仁玉）

通常,中风后你可以乘飞机,但是必须先听取相关医师的建议,并务必与航空公司联系。大多数航空公司建议,中风后 2 周才可以飞行,但有些航空公司建议等待 3 个月。飞行中的中风发生率相对比较低,与航空旅行相关的中风不到百万分之一。但是在缺血性卒中后的第一个月内,有 20% 的概率再次出现中风。因此,建议在此期间最好不要飞行。如果你患有出血性卒中,通常的建议是等待 6 周再飞行。不要拿自己的生命做赌博。如果旅行计划灵活,最好等待。

飞行前做好哪些准备?

1) 如果有条件,最好坐商务舱,或者购买稍微宽敞的座位。

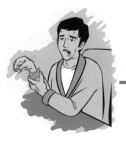

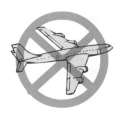

中风后1个月内
建议不要飞行

2）如果你有高凝血状态性,建议穿弹力高筒袜,它可以帮助你的静脉和腿部肌肉更有效地移动血液。

3）多饮水,避免脱水。

4）当系紧安全带指示灯熄灭时,尽量走动。适当活动有助于防止血液凝结,例如,深静脉血栓的形成。

5）将必需药物放在随身携带的袋子中(不要放进托运行李)。

6）携带医疗文件并在到达新国家时申报用药。一些国家可能会没收未申报的药物。

7）如果你需要视力帮助、听力帮助、轮椅服务、移动性和医疗设备等,提前与航空公司联系以安排特殊帮助。

8）购买旅行保险,国外医疗服务可能非常昂贵。

9）选择白天旅行(避免深夜或清晨旅行),以确保充足的睡眠。

10）控制好血压和血糖。

11）给自己额外1小时,避免因为时间紧迫导致的进一步血压升高等应急反应。

参考文献

［1］ 王淼,刘静,赵冬. 中国动脉粥样硬化性心血管病发病危险评估的新方案［J］. 中华心血管病杂志,2018,46(2):87－91.

［2］ 王智君,康玲伶. 青年缺血性脑卒中的病因分型及危险因素研究进展［J］. 亚洲急诊医学病例研究,2020,8(3):19－24.

［3］ 中华医学会神经病学分会,中华医学会神经病学分会脑血管病学组. 中国急性缺血性脑卒中诊治指南 2018［J］. 中华神经科杂志,2018,51(9):666－682.

［4］ 中华医学会神经病学分会,中华医学会神经病学分会脑血管病学组. 中国缺血性脑卒中和短暂性脑缺血发作二级预防指南 2014［J］. 中华神经杂志,2015,48(04):258－273.

［5］ 中华医学会神经病学分会,中华医学会神经病学分会脑血管病学组. 中国脑出血诊治指南(2019)［J］. 中华神经科杂志,2019,52(12):994－1005.

［6］ 中华医学会神经病学分会脑血管病学组急性缺血性脑卒中诊治指南撰写组. 中国急性缺血性脑卒中诊治指南 2010［J］. 中国临床医生,2011,39(3):67－73.

［7］ 中国急性缺血性脑卒中早期血管内介入诊疗指南 2018［J］. 中华神经科杂志,2018,051(009):683－691.

［8］ 汪云云,谢小华. 急性缺血性脑卒中发生早期神经功能恶化影响因素的研究进展［J］. 护理研究,2019,33(4):595－599.

［9］ 宋帅,杨广民. 急性脑梗死患者血清同型半胱氨酸检测的临床价值研

究[J].吉林医学,2019,40(5):979-980.

[10] 张广求,张美祥,王树平.新型口服抗凝药物适应证及指南推荐意见[J].实用心脑肺血管病杂志,2018,26(09):1-5.

[11] 张秀英,蒋红.2016版成人脑卒中康复指南解读:吞咽困难的护理[J].上海护理,2018,18(8):6-9.

[12] 张通.中国脑卒中康复治疗指南(2011完全版)[J].中国康复理论与实践,2012,18(4):301-318.

[13] 张通,赵军,白玉龙,等.中国脑血管病临床管理指南(节选版)——卒中康复管理[J].中国卒中杂志,2019,14(8):86-94.

[14] 国家卫生健康委员会脑卒中防治专家委员会房颤卒中防治专业委员会,中华医学会心电生理和起搏分会,中国医师协会心律学专业委员会.中国心源性卒中防治指南(2019)[J].中华心律失常学杂志,2019,23(6):463-484.

[15] 国家卒中急救地图工作委员会,国家卒中急救地图共识专家组.卒中急救地图专家共识[J]中华行为医学与脑科学杂志,2019,28(1):2-11.

[16] 周定标.关于颈动脉内膜切除的若干问题[J].中华外科杂志.2009,47(6):401-403.

[17] 钱懿轶,李朝梅,郭媛媛.临床药师对服用华法林患者抗凝治疗管理的质量评价[J].中国临床药学杂志,2018,27(3):172-175.

[18] 崔广辉,姚志伟.不同年龄段脑梗死患者的临床特点比较[J].社区医学杂志,2015,13(022):75-77.

[19] 董漪,桂莉,郑华光,等.2019 AHA/ASA急性缺血性卒中早期管理指南全面解读(下)[J].中国卒中杂志,2020,15(01):63-74.

[20] 蔡薇,张子滇,邓学东,等.降脂达标治疗对颈动脉粥样斑块的影响[J].苏州大学学报(医学版),2007,27(4):581-583.

[21] 裴彩利,俞梦盈,王芸,等.基于指南的卒中患者运动康复推荐意见总结[J].护理学杂志,2019,34(18):99-102.

[22] AGUIAR L T, NADEAU S, TEIXEIRA-SALMELA LF, et al. Perspectives, satisfaction, self-efficacy, and barriers to aerobic exercise reported by individuals with chronic stroke in a developing country[J]. Disabil Rehabil, 2020 : 1-6.

[23] ALEXANDROV A W. What is a Stroke [M]. New Jersey: Wiley-Blackwell, 2010.

[24] BARAZANGI N, SCHMID K, PHAN J, et al. Intravenous tissue plasminogen activator (rt – PA) in anticoagulated patients with acute ischemic stroke: safety and outcomes [J]. Stroke, 2010, 41 (4): 307.

[25] BORST G. Recruiting RCTs comparing CAS, CEA and best medical treatment for asymptomatic carotid stenosis [J]. J Cardiovasc Surg, 2015,56(6):837 – 44.

[26] CHEUNG J, DOERR M, HU R, et al. Refined ischemic penumbra imaging with tissue pH and diffusion kurtosis magnetic resonance imaging [J]. Transl Stroke Res, 2020,12(5):742 – 753.

[27] DANDURAND C, PARHAR H S, NAJI F, et al. Headache outcomes after treatment of unruptured intracranial aneurysm: a systematic review and meta-analysis [J]. Stroke, 2019,50(12):3628 – 3631.

[28] DEL BALZO F, SPALICE A, RUGGIERI M, et al. Stroke in children: inherited and acquired factors and age-related variations in the presentation of 48 paediatric patients [J]. Acta Paediatr, 2009, 98 (7):1130 – 1136.

[29] DONZELLI G F, NELSON J, MCCOY D, et al. The effect of preoperative embolization and flow dynamics on resection of brain arteriovenous malformations [J]. J Neurosurg, 2019,132(6): 1836 – 1844.

[30] EPSTEIN KA. Smoking cessation and outcome after ischemic stroke or TIA [J] Neurology, 2017, 89(16): 1723 – 1729.

[31] FLEMMING K D, BOVIS G K, MEYER F B. Aggressive course of multiple de novo cavernous malformations [J]. J Neurosurg, 2011, 115(6):1175 – 1178.

[32] GONDAR R, GAUTSCHI O P, CUONY J, et al. Unruptured intracranial aneurysm follow-up and treatment after morphological change is safe: observational study and systematic review [J]. J Neurol Neurosurg Psychiatry, 2016,87(12):1277 – 1282.

[33] HACKE W. rtPA in acute ischemic stroke [J]. Neurology, 1997,49 (4):60 – 62.

[34] HOSHINO T, SISSANI L, LABREUCHE J, et al. Prevalence of systemic atherosclerosis burdens and overlapping stroke etiologies and

their associations with Long-term vascular prognosis in stroke with intracranial atherosclerotic disease [J]. JAMA Neurol, 2018, 75(2): 203 - 211.

[35] HUQ F P. Are black people more likely to survive a stroke than white people [J]. BMJ, 2015, 331(7514): 431 - 433.

[36] JIANG B, RU X, SUN H, et al. Pre-hospital delay and its associated factors in first-ever stroke registered in communities from three cities in China [J]. Sci Rep, 2016, 6: 29795.

[37] KOEPSELL H. Glucose transporters in brain in health and disease [J]. Pflugers Arch, 2020, 472(9): 1299 - 1343.

[38] KUNUTSOR S K, LAUKKANEN J A, KURL S, et al. Leisure-time cross-country skiing and risk of atrial fibrillation and stroke: a prospective cohort study [J]. Eur J Prev Cardiol, 2020, 27 (19): 2354 - 2357.

[39] MAAS M B, NAIDECH A M. What caused this subarachnoid hemorrhage [M]//HANKEY G J, MALLOLM M, GORELICK P B, et al. Warlow's stroke: practical management. 4th ed. New Jersey: John Wiley Sons, 2019: 437 - 454.

[40] NOR A M, MCALLISTER C, LOUW S J, et al. Agreement between ambulance paramedic-and physician-recorded neurological signs with Face Arm speech Test(FAST) in acute stroke patrents[J]. Stroke, 2004, 35(6): 1355 - 1359.

[41] NUOTIO K, IJÄS P, HEIKKILÄ H M, et al. Morphology and histology of silent and symptom-causing atherosclerotic carotid plaques — rationale and design of the Helsinki Carotid Endarterectomy Study 2 (the HeCES2) [J]. Ann Med, 2018, 50(6): 501 - 510.

[42] RABINSTEIN A A. Update on treatment of acute ischemic stroke [J]. Continuum (Minneap Minn), 2020, 26(2): 268 - 286.

[43] RADMANESH F, ROSAND J. What caused this intracerebral hemorrhage [M]//HANKEY G J, MALLOLM M, GORELICK P B, et al. Warlow's stroke: practical management. 4th ed. New Jersey: John Wiley Sons, 2019: 399 - 436.

[44] SHIBAHARA T, YASAKA M, WAKUGAWA Y, et al. Improvement and aggravation of spontaneous unruptured vertebral artery dissection

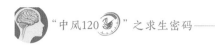

[J]. Cerebrovasc Dis Extra, 2017,7(3):153 - 164.

[45] TOD E, MCCARTNEY G, FISCHBACHER C, et al. What causes the burden of stroke in scotland? A comparative risk assessment approach linking the scottish health survey to administrative health data [J]. PLoS One. 2019, 14(7): e0216350.

[46] TOWFIGHI A, CHENG E M, HILL V A, et al. Results of a pilot trial of a lifestyle intervention for stroke survivors: healthy eating and lifestyle after stroke [J]. J Stroke Cerebrovasc Dis, 2020, 29 (12): 105323.

[47] TRYSTUA M, PCHALSKA M. Comorbidities and health-related quality of life following revascularization for asymptomatic critical internal carotid artery stenosis treated with carotid endarterectomy or angioplasty with stenting [J]. Med Sci Monit, 2019, 25: 4734.

[48] WANG Y, HAN S, QIN H, ZHENG H, et al. Chinese Stroke Association guidelines for clinical management of cerebrovascular disorders: executive summary and 2019 update of the management of high-risk population [J]. Stroke Vascular Neurology, 2020,5(3): 270 - 278.

[49] WHITELEY W N, THOMPSON D, MURRAY G, et al. Targeting rtPA in acute ischemic stroke based on risk of intracranial hemorrhage or poor functional outcome: an analysis of the IST - 3 trial [J]. Stroke, 2014,45(4):1000.

[50] ZHAO J, LIU R Y. Stroke 1 - 2 - 0: a rapid response programme for stroke in China[J]. Lancet Neurol, 2017,16(1):27 - 28.

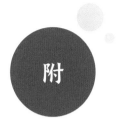

附

"中风120"救了我父亲一命——一线记者的真实案例

（吴苡婷）

要不是父亲突发中风,我差点就忘记了3年前自己参加的那场发布会。

要不是3年前的那次发布会,3年后在父亲差点倒下的关键时刻,我不会从容不迫陪同亲人跨越一场生死考验。

我的父亲如今已经平安无虞出院了,但作为一个科技报道的一线记者,也作为一个陪同亲人跑过死神的亲历者,我有必要、也有责任回顾卒中(也叫中风或脑中风)救治的整个过程,希望能帮助更多朋友及其亲友远离此病:即使中了"招",也要做到早识别、早治疗。

（1）识别:嘴歪,口齿不清,立即拨打"120"

2017年2月14日,我参加了由复旦大学赵静教授和美国宾夕法尼亚大学刘仁玉教授共同导演和合作制

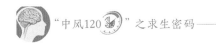

作的"中风120"3步识别法1分钟宣教视频发布会。在发布会上,赵静教授讲述了快速识别脑中风的方法,以及快速救治的重要性。我那时怎么也想不到,3年后,我会用上这些知识,陪着父亲经历一场生死考验。

2020年9月21日,周一,很寻常的一天。前一天晚上写稿到深夜的我,正想着上午没有采访可以继续写稿,客厅里突然传来母亲的呼叫声。我冲出去,原来73岁的父亲在阳台上差点摔跤,当时是7:45。这时,3年前学到的识别"中风120"3步识别法的知识立即出现在我的脑海中:我先让父亲举起双臂,看着还是两侧力量均衡,和平时没有什么不一样。但当看到他的嘴巴时,我愣住了,他的嘴有点歪了,说话口齿也不清楚。我毫不犹像地拨打了"120"。

(2)抢救:溶栓效果非常显著

"120"救护车迅速将父亲送到了医院。通过绿色通道,父亲快速完成了头颅CT和脑部血管(头颅CTA)检查。医师告诉我,父亲这种情况考虑为急性脑梗死,也就是常说的中风。造成这种情况,是由于父亲大脑的血管被血栓堵住了,如不采取有效的治疗方法,处于缺血缺氧的脑神经细胞就可能发生不可逆的死亡,从而导致严重残疾,甚至死亡。医师建议尽快静脉滴注一种溶解血栓的药物阿替普酶,开通血管,恢复大脑供血,尽量避免留下残疾,并且再次强调越快越好! 1 小时的溶栓治疗结束,父亲说话开始口齿清楚了,左手的力量也恢复了。父亲是幸运的,溶栓效果非常显著。

(3) 被时间耽误的邻床患者

第二天,父亲的病房里又来了一位男患者,今年 59 岁,他前一天发病,第二天中午才就医。因为错过了黄金窗口期,他处于昏迷和大小便失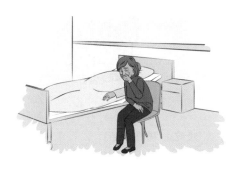

禁状况,医师诊断他已大面积脑梗死。我暗暗心惊,父亲抢救真是及时,卒中的治疗真是要争分夺秒。父亲的情况越来越好,行动自如,生活完全自理。我也没有耽误工作,父亲住院期间,我依旧在一线忙采写工作。

1   2

欢迎扫码观看：

1. 获得纽约国际微电影节人道主义大奖影片——《中风120之唤醒》

2. 获得上海市公益微电影节优秀公益作品——《中风120之爱"救"在身边》

图书在版编目(CIP)数据

"中风120"之求生密码/赵静,刘仁玉主编. —上海:复旦大学出版社,2021.10
ISBN 978-7-309-15633-1

Ⅰ.①中… Ⅱ.①赵… ②刘… Ⅲ.①中风-防治 Ⅳ.①R743.3

中国版本图书馆 CIP 数据核字(2021)第 072508 号

"中风120"之求生密码

赵　静　刘仁玉　主编

责任编辑/王　瀛

复旦大学出版社有限公司出版发行
上海市国权路 579 号　邮编:200433
网址:fupnet@fudanpress.com　http://www.fudanpress.com
门市零售:86-21-65102580　团体订购:86-21-65104505
出版部电话:86-21-65642845
上海丽佳制版印刷有限公司

开本 890×1240　1/32　印张 4　字数 65 千
2021 年 10 月第 1 版第 1 次印刷
印数 1—11 000

ISBN 978-7-309-15633-1/R·1878
定价:58.00 元